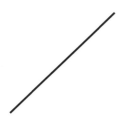

[画像再構成シリーズ]

C言語による
モンテカルロシミュレーションの
基礎と画像再構成への応用

橋本雄幸　篠原広行・著

医療科学社

『C 言語によるモンテカルロシミュレーションの基礎と画像再構成への応用』に収載の
プログラム，画像処理・表示ツール Display は
「医療科学社のホームページ」からダウンロードすることができます．

http://www.iryokagaku.co.jp/

本書のプログラムは
ハードウエア：Windows 10 および 11 を OS とするコンピュータ
ソフトウエア：Visual Studio 2019
のシステム環境で動作することを確認しています．

【著作権】
本書に関係するプログラムの著作権は著者が所有しています．画像処理・表示ツール
Display および Disp3D の著作権は橋本雄幸が所有しています．

【禁止事項】
プログラム，画像処理・表示ツール Display および Disp3D を，権利者の許諾なく複製し，
無償・有償を問わず，頒布・貸与，公衆送信（インターネットやファイル交換ソフト等
で公開・送信すること，送信可能状態に置くこと等）することはできません．

【免責事項・その他】
著者および株式会社医療科学社はプログラムを使用したことによって発生した，いかな
る損害・障害について一切の責任を負いません．

ソフトウエア名，OS 名は，各メーカの商標または登録商標です．

はじめに

　本書はモンテカルロシミュレーションの基礎と画像再構成への応用についてC言語のプログラムを交えて解説した専門書である．診療放射線技師，医学物理士，医療関係企業技術者，保健医療系大学生や大学院生，理工系大学生や大学院生の方などで，モンテカルロシミュレーションのアルゴリズムに関心のある方を対象にしている．本書の特色は，本文のシミュレーションあるいはその処理結果を付属のC言語プログラムと「画像処理・表示ツールDisplay（2次元画像）とDisp3d（3次元画像）」によって確認できる環境を整えていることである．本文に掲載したプログラムおよびダウンロード用のプログラムは，C言語初心者にもわかりやすいように比較的短いプログラムから準備しており，順を追って学習できるように記述している．

　モンテカルロシミュレーションはランダムな数である乱数をコンピュータで発生させて，それを利用した確率的な実験を行うことを指している．コンピュータで高速に一様な乱数を発生させる方法については日々研究が行われており，本書では一時期有名になったXorshiftという一様乱数を発生させるアルゴリズムについてソースコードを用いて紹介している．また，本書で扱っているモンテカルロシミュレーションでは，そのXorshiftを用いたプログラムを提供している．

　放射線の発生プロセスや物質との相互作用も確率的な事象となる．そこで放射線に関係するコンピュータシミュレーションには，乱数を取り扱うモンテカルロシミュレーションが用いられる．放射線と物質との相互作用に関係するモンテカルロシミュレーションには，様々なパッケージソフトが存在し，画像再構成や放射線治療の分野などで日々利用されている．本格的なシミュレーションを行うには，そのようなパッケージソフトが有用である．しかし，パッケージソフトでは放射線の確率的なプロセスがどのようなアルゴリズムと結びついて実行されているかは垣間見ることができない．また，そのようなアルゴリズムについて，プログラムを提示しながら基礎的な内容を解説した専門書はほとんど存在していない．そこで本書では，

　第1章はモンテカルロシミュレーションの簡単な説明と放射線応用のための物質との相互作用について解説している．本書では放射線を電磁放射線である光子に限定して取り扱っているので，光子との相互作用を解説している．また，放射線に関する複数のモンテカルロシミュレーションを行うパッケージソフトについても簡単な紹介をしている．

　第2章ではモンテカルロシミュレーションの中核を担う乱数について取り上げている．C言語を用いた乱数の扱い方とXorshiftという乱数について紹介しながらC言語の初学者にもわかるように解説している．さらに，放射線を用いるモンテカルロシミュレーションに必要な基礎的なアルゴリズムを解説している．特に，任意の確率密度関数に対する乱数の変換方法である直接法，棄却法および合成棄却法は，光子と物質との相互作用をモンテカルロシミュレーションで実行するときに必要な考え方になるので，ここで学んでおいて欲しい．

　第3章では電磁放射線である光子と物質との相互作用についてのモンテカルロシミュレーションを，順を追って解説している．検出器やコリメータ，コリメータの揺らぎなどを考慮した光子の計測過程についても視野に入れている．

　第4章では第3章で解説した光子を計測するアルゴリズムを利用して単光子放射型CT（SPECT）の画像再構成への応用を解説している．SPECTの投影データをモンテカルロシミュレーションで取得する方法やそこに生じる吸収，散乱，およびコリメータによる検出器特性の3大問題について補正する方法を紹介している．

　第5章では，外部線源による被写体へのエネルギーの吸収線量を考慮したモンテカルロシミュ

iv　C言語によるモンテカルロシミュレーションの基礎と画像再構成への応用

レーションについて解説している．放射線治療計画で用いられているシミュレーションの初歩の段階のものになるが，その考え方を学ぶ一助となれば幸いである．

　なお，本書について，以下の点をご了承いただきたい．
1）　通常のグレーバーでは表現しづらい画像については，対数調にしたグレーバーで表示している．これによって値の小さい部分のコントラストが上がって変化が見やすくなっている．
2）　本文に掲載したプログラムのうち，長くなるものについてはそのプログラムの一部のみを掲載している．
3）　説明の都合上，必要に応じ，著者らの既出書籍の本文，図を使用している．

　最後になりましたが，出版に際し，医療科学社の齋藤聖之氏，小柳晶子氏には大変お世話になりましたことをお礼申し上げます．

2024年10月
橋本雄幸　篠原広行

CONTENTS

v

はじめに・iii ／ CONTENTS・v ／プログラム一覧・vii

第 1 章　モンテカルロシミュレーションと放射線 ———— 3

1.1　モンテカルロシミュレーション ———————————— 3
1.2　放射線の相互作用 ————————————————— 3
　　　1.2.1　光電効果・5
　　　1.2.2　干渉性散乱（レイリー散乱）・5
　　　1.2.3　非干渉性散乱（コンプトン散乱）・6
　　　1.2.4　電子対生成・7
1.3　パッケージソフトウェア ————————————— 8
　　　1.3.1　EGS・8
　　　1.3.2　PHITS・8
　　　1.3.3　GEANT4・8
　　　1.3.4　SIMIND・8

第 2 章　モンテカルロシミュレーションの基礎 ———— 11

2.1　乱数 ———————————————————————11
2.2　ランダムな 2 次元座標の生成 ——————————19
　　　2.2.1　2 次元直交座標・19
　　　2.2.2　2 次元極座標・26
　　　2.2.3　ランダムな 2 次元単位ベクトル（2 次元角）・29
2.3　ランダムな 3 次元座標の生成 ——————————30
　　　2.3.1　3 次元直交座標・31
　　　2.3.2　3 次元極座標・33
　　　2.3.3　ランダムな 3 次元極座標単位ベクトル・36
　　　2.3.4　ランダムな 3 次元単位ベクトル（立体角）・38
2.4　乱数の変換方法 ————————————————41
　　　2.4.1　直接法・41
　　　2.4.2　棄却法・46
　　　2.4.3　合成棄却法・48
2.5　モンテカルロシミュレーション（円周率）————48

第 3 章　放射線計測への適用 ———————————— 53

3.1　光子の自由行程長 ———————————————53
3.2　相互作用の決定 ————————————————55
3.3　光電効果 ———————————————————58
3.4　干渉性散乱（レイリー散乱）——————————62
3.5　非干渉性散乱（コンプトン散乱）————————66
3.6　1 次散乱（外部線源，均一被写体，1 次散乱）———72

3.7　多重散乱（外部線源，均一被写体，多重散乱）――――79

3.8　コリメータの設定（外部線源，均一被写体，多重散乱）――91

3.9　被写体内の点線源（内部線源，均一被写体，多重散乱）――94

3.10　被写体内の球線源（内部線源，均一被写体，多重散乱）――96

3.11　被写体内の濃度差線源（内部線源，均一被写体，多重散乱）――98

3.12　被写体内の不均一組成（内部線源，不均一被写体，多重散乱）―100

3.13　コリメータの散乱（内部線源，均一被写体，多重散乱）――110

3.14　検出エネルギー（内部線源，均一被写体，多重散乱）――115

3.15　検出エネルギーの揺らぎ（内部線源，均一被写体，多重散乱）119

3.16　吸収エネルギー（内部線源，均一被写体，多重散乱）――121

第4章　画像再構成への応用 ―――――――――― 125

4.1　画像再構成問題 ―――――――――――――――― 125

4.2　SPECT の計測と FBP 法 ――――――――――――― 133

4.3　バタワースフィルタ ―――――――――――――― 144

4.4　減弱補正 ――――――――――――――――――― 146

 4.4.1　前補正法・148

 4.4.2　後補正法・151

4.5　散乱補正 ――――――――――――――――――― 154

 4.5.1　エネルギーウィンドウ・154

 4.5.2　DEWS 法・156

 4.5.3　TEW 法・160

 4.5.4　TDCS 法・165

 4.5.5　ESSE 法・178

4.6　深さに依存した検出器特性の補正 ―――――――― 180

4.7　逐次近似法による画像再構成 ―――――――――― 189

 4.7.1　ML-EM 法・189

 4.7.2　OSEM 法・196

 4.7.3　逐次近似法と補正・200

第5章　吸収線量への応用 ―――――――――――― 209

5.1　一方向照射（細線）――――――――――――――― 209

5.2　一方向照射（太線）――――――――――――――― 210

5.3　多方向照射（太線）――――――――――――――― 212

5.4　一方向強度変調照射 ―――――――――――――― 215

5.5　多方向強度変調照射 ―――――――――――――― 218

5.6　投影を利用した強度変調推定 ―――――――――― 222

INDEX・230

著者略歴・232

プログラム一覧

第2章　モンテカルロシミュレーションの基礎

P2-01random.c	rand 関数（乱数）の使用方法
P2-02xorshift.c	Xorshift 疑似乱数列生成法
P2-03xorshift_seed.c	Xorshift 疑似乱数列生成法の初期設定
P2-04randimg2d.c	乱数座標点を表示する 2 次元画像を作成するプログラム
P2-05randimg2d_r.c	乱数座標点を表示する 2 次元画像を極座標で作成するプログラム
P2-06randuv2d.c	乱数で 2 次元単位ベクトルを作成するプログラム
P2-07randimg3d.c	乱数座標点を表示する 3 次元画像を作成するプログラム
P2-08randimg3d_r.c	乱数座標点を表示する 3 次元画像を極座標で作成するプログラム
P2-09randuv3d_pol.c	乱数で 3 次元単位ベクトルを極座標から作成するプログラム
P2-10randuv3d_iso.c	乱数で 3 次元単位ベクトルを等方的に作成するプログラム
P2-11rand2d_gauss.c	正規分布の乱数の 2 次元画像を作成するプログラム
P2-12rand2d_gauss2.c	正規分布の乱数の 2 次元画像を作成するプログラム（ボックス＝ミュラー法）
P2-13rand2d_gauss3.c	正規分布の乱数の 2 次元画像を作成するプログラム（棄却法）
P2-14sample_pi.c	円周率を等間隔に分割して求めるプログラム
P2-15montecalro_pi.c	円周率をモンテカルロシミュレーションで求めるプログラム

第3章　放射線計測への適用

P3-01freepath.c	自由行程長を算出するプログラム
P3-02interaction.c	水における相互作用決定のプログラム
P3-03photoelectric.c	光電効果のシミュレーション（水）
P3-04coherent.c	干渉性散乱（レイリー散乱）のシミュレーション
P3-05incoherent.c	非干渉性散乱（コンプトン散乱）のシミュレーション
P3-06scatter_one.c	1 次散乱線をシミュレートするプログラム
P3-07scatter_multi.c	多重散乱線をシミュレートするプログラム
P3-08scatter_collimator.c	多重散乱線とコリメータをシミュレートするプログラム
P3-09scatter_point.c	被写体内の 1 点から放出する光子をシミュレートするプログラム
P3-10scatter_sphere.c	被写体内の球から放出する光子をシミュレートするプログラム
P3-11scatter_2spheres.c	被写体内の 2 つの球から放出する光子をシミュレートするプログラム
P3-12scatter_2materails.c	被写体内の 2 つの異なる組成球から放出する光子をシミュレートするプログラム
P3-13scatter_collimator2.c	コリメータの散乱を考慮してシミュレートするプログラム
P3-14scatter_energy.c	検出エネルギーをシミュレートするプログラム
P3-15scatter_energy2.c	検出エネルギーを揺らぎを加えてシミュレートするプログラム
P3-16scatter_energy3.c	被写体内の吸収エネルギーをシミュレートするプログラム

第4章　画像再構成への応用

P4-01projection_en.c	円の投影データを作成するプログラム
P4-02fbp.c	フィルタ補正逆投影法（FBP 法）のプログラム
P4-03scatter_cylinder.c	均一な円筒ファントムからシミュレートするプログラム
P4-04projection_cylinder.c	均一な円筒ファントムから投影データを作成するプログラム
P4-05mk3dprj.c	2 次元投影から 3D 投影データを作成するプログラム
P4-06sinogram.c	3D 投影データからサイノグラムを作成するプログラム
P4-07butterworth.c	バタワースフィルタのプログラム
P4-08sorenson.c	Sorenson 法で投影データを減弱補正するプログラム
P4-09chang.c	Chang 法で再構成画像を減弱補正するプログラム
P4-10cylinder_energy.c	均一な円筒ファントムから検出エネルギーを作成するプログラム

viii C言語によるモンテカルロシミュレーションの基礎と画像再構成への応用

P4-11cylinder_dualwindow.c	デュアルウィンドウ投影データを作成するプログラム
P4-12correct_dual.c	DEWS法の補正サイノグラムを作成するプログラム
P4-13cylinder_triplewindow.c	トリプルウィンドウ投影データを作成するプログラム
P4-14correct_triple.c	TEW法の補正サイノグラムを作成するプログラム
P4-15scatter_function.c	散乱関数を作成するためのプログラム
P4-16psf_mean.c	PSFの平均を計算するプログラム
P4-17exp_const.c	散乱関数の係数を決定するためのプログラム
P4-18tct_cylinder.c	均一な円筒ファントムから透過型CT投影データを作成するプログラム
P4-19tdcs.c	TDCS法で補正するプログラム
P4-20projection_cylinder2.c	検出器特性用の投影データを作成するプログラム
P4-21fdr_filter.c	FDRを利用して検出器特性を補正するプログラム
P4-22mlem.c	ML-EM法のプログラム
P4-23osem.c	OSEM法のプログラム
P4-24mlem_correct.c	補正付きML-EM法のプログラム
P4-25osem_correct.c	補正付きOSEM法のプログラム

第5章　吸収線量への応用

P5-01dose_narrow.c	一方向照射（細線）による吸収エネルギーをシミュレートするプログラム
P5-02dose_wide.c	一方向照射（太線）による吸収エネルギーをシミュレートするプログラム
P5-03dose_multi.c	多方向照射（太線）による吸収エネルギーをシミュレートするプログラム
P5-04dose_ellipse.c	照射強度を楕円で作成するプログラム
P5-05dose_modulate.c	一方向強度変調照射による吸収エネルギーをシミュレートするプログラム
P5-06dose_ellipse2.c	照射強度を楕円で角度に応じて作成するプログラム
P5-07dose_modulate2.c	多方向強度変調照射による吸収エネルギーをシミュレートするプログラム
P5-08dose_ellipsoid.c	楕円体画像を作成するプログラム
P5-09dose_projection3d.c	3次元画像から投影データを作成するプログラム
P5-10dose_filter.c	再構成フィルタ処理をするプログラム

［ 画像再構成シリーズ］

C言語による
モンテカルロシミュレーションの
基礎と画像再構成への応用

第 1 章　モンテカルロシミュレーションと放射線

第 2 章　モンテカルロシミュレーションの基礎

第 3 章　放射線計測への適用

第 4 章　画像再構成への応用

第 5 章　吸収線量への応用

第1章 / モンテカルロシミュレーションと放射線

　この章では，モンテカルロシミュレーションについてその概要を解説する．医学物理分野においては放射線の相互作用への応用が盛んになっている．放射線の中で電磁放射線（光子）と物質に関する相互作用は最も基礎的な内容となる．それらの相互作用について解説する．また近年，放射線のモンテカルロシミュレーションには EGS, PHITS, GEANT4 や SIMIND などのパッケージソフトが応用されている．それらのパッケージソフトについても紹介する．なお，この書籍において数式等に利用する一般的な変数は斜体，プログラムで利用する変数はプレーン体で表記する．

1.1　モンテカルロシミュレーション

　モンテカルロシミュレーション（モンテカルロ法）は，コンピュータを使って確率的な事象を実験的に模擬する手法である．元々は，中性子が物質中を動き回る様子を探るために考案された方法であり，確率的な事象をシミュレーションすることから，カジノで有名なモナコ公国の地区の1つであるモンテカルロという地名を名称に用いている．コンピュータによってランダムな数を擬似的に生成する乱数によってシミュレーションするために，結果には必ず誤差が生じる．一般には独立な乱数を用いて繰り返し結果を得ることで，実行時間を犠牲にすれば誤差をいくらでも小さくすることができる．そのため，モンテカルロシミュレーションは，確率や統計に関わる様々な分野で応用されている．

　モンテカルロシミュレーションの基礎となるところは，確率論における「大数の法則」と「中心極限定理」の2つである[1]．「大数の法則」は，確率的な試行を膨大に繰り返せば，その平均である標本平均は実際の真の平均にいくらでも近づけることができるという法則である．「中心極限定理」は，もとの母集団がどんな分布であっても，標本平均と真の平均との誤差は試行回数（標本）を増やせば正規分布に近づくという定理である．よって，誤差を論ずるとき，正規分布は非常に重要な要素となる．

　放射線の振る舞いを考えると，物質内を通過するときに吸収や散乱を起こすが，それらは確率的な事象であることがわかっている．よって，それらの事象はモンテカルロシミュレーションを用いて実験することが可能である．近年では放射線治療への応用や被ばく管理への応用にモンテカルロシミュレーションが利用されている．

1.2　放射線の相互作用

　放射線が物質に入射すると，吸収，散乱，電離・励起，核反応などの様々な相互作用が起こる．それらの相互作用は放射線の種類によって異なる．この書籍では X 線や γ 線などの光子（電磁放射線）の振る舞いをモンテカルロシミュレーションで再現することを目的としている．よってこの節では，光子と物質との相互作用についてのみ解説する．光子と物質との相互作用には，光電効果，干渉性散乱（レイリー散乱），非干渉散乱（コンプトン散乱）と電子対生成がある．水と骨における光子エネルギーに

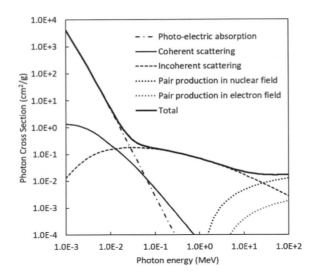

図 1-1　水における光子エネルギーに対する相互作用の割合

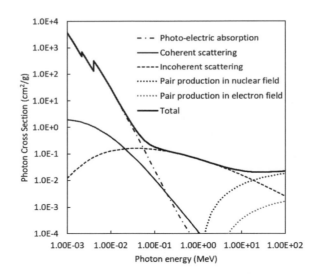

図 1-2　骨における光子エネルギーに対する相互作用の割合

対する相互作用の割合についてそれぞれ図 1-1 と図 1-2 に示す．それらの相互作用の合計が電磁放射線の減弱となるので，光電効果，レイリー散乱，コンプトン散乱，電子対生成の相互作用断面積をそれぞれ $\tau(E)$, $\sigma_{coh}(E)$, $\sigma_{incoh}(E)$, $\kappa(E)$ とすると，全断面積 $\mu(E)$ は次のように表される．

$$\mu(E) = \tau(E) + \sigma_{coh}(E) + \sigma_{incoh}(E) + \kappa(E) \tag{1-1}$$

ここで，E は光子エネルギーを指す．これらの実際の値は XCOM：Photon Cross Sections Database[2] から得ることができる．また，これらのデータはフリーソフトである Phics_4 によっても得

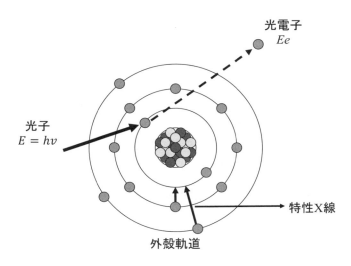

図 1-3 光電効果の模式図

ることができる[3]．

ここで算出される全断面積は質量減弱係数となる．それに対象となる物質の密度を掛けたものが線減弱係数となる．物質内を通過する光子の減弱の割合は，線減弱係数という形で表される．照射強度をI_0，物質の線減弱係数をμとすると，その物質内を距離dだけ透過した電磁放射線の強度Iは，

$$I = I_0 \exp(-\mu d) \tag{1-2}$$

と表される．このように，物質内を通過する電磁放射線の強さは指数関数的に減弱する．

1.2.1 光電効果

光電効果は，図 1-3 に示すように，光子は原子内の電子（主に K 軌道）にエネルギーを完全に与えて消滅し，その電子は光子のエネルギーを運動エネルギーとして取得して原子の外に飛び出す現象をいう．光電効果の起こる確率は，物質における光電効果の断面積として表され，光子のエネルギーが高くなると急速に減少する．よって，比較的エネルギーの低い領域で多く見られる．光電効果によって内殻の軌道の電子がなくなると，外殻の軌道にある電子は内殻の軌道に転移する．そのときの結合エネルギーの差に応じて，特性 X 線が発生する．

1.2.2 干渉性散乱（レイリー散乱）

干渉性散乱は，図 1-4 に示すように，光子は原子内の外殻軌道電子に一度吸収されてその電子を共鳴振動させ，再び光子を放出させる現象である．この干渉性散乱は，光子の方向が変わるだけでエネルギーはほとんど変化しないので弾性散乱となる．干渉性散乱の微分断面積は，

$$\frac{d\sigma_{coh}}{d\theta} = \frac{1}{2}r_0^2(1+\cos^2\theta)\cdot 2\pi\sin\theta\cdot F_m^2(q) \tag{1-3}$$

と表される．ここで，r_0は古典電子半径で2.818×10^{-13} cm であり，$F_m(q)$は物質mの Atomic form factor である．qは momentum transfer で$q = 4\pi\sin(\theta/2)/\lambda$で求められ，$\lambda$は光子の波長（Å）である．Atomic form factor は原子によって形状が変わり，その形状はガウス関数の和で近似できる[4]．

6　C言語によるモンテカルロシミュレーションの基礎と画像再構成への応用

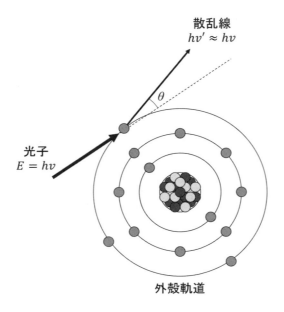

図 1-4　干渉性散乱（レイリー散乱）の模式図

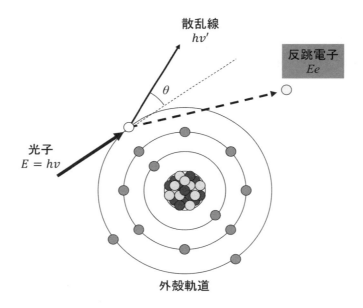

図 1-5　非干渉性散乱（コンプトン散乱）の模式図

1.2.3　非干渉性散乱（コンプトン散乱）

　非干渉性散乱は，図 1-5 に示すように，光子と原子内の電子（外殻軌道）が弾性衝突を起こす現象である．光子は弾性衝突で電子に渡した分のエネルギーを失い，散乱後の光子の波長は長くなる．散乱前後で光子の波長が変わるために非弾性散乱となる．入射光子の振動数を v，散乱光子の振動数を v'，電子が受け取ったエネルギーを E_e とすると

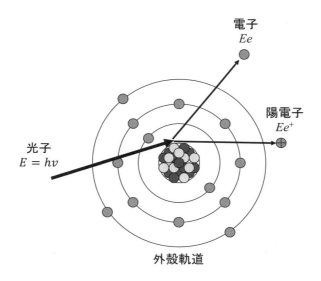

図 1-6　電子対生成の模式図

$$h\nu = h\nu' + E_e \tag{1-4}$$

となる．ここで，hはプランク定数で$h = 6.63 \times 10^{-34}$である．この式より，$\nu > \nu'$となり，散乱線はもとの光子よりエネルギーが小さくなることがわかる．また，運動量とエネルギーの保存則から入射光子の波長λと散乱光子の波長λ'の差は

$$\lambda' - \lambda = \frac{h}{mc}(1 - \cos\theta) \tag{1-5}$$

となるコンプトンの公式が導出される．ここでmは電子の質量，cは光速でθは散乱角である．非干渉性散乱の微分断面積は

$$\frac{d\sigma_{incoh}}{d\theta} = \frac{d\sigma_{KN}}{d\theta} \cdot S_m(x) \tag{1-6}$$

と表され，右辺の微分の式はKlein-Nishinaによる微分断面積で

$$\frac{d\sigma_{KN}}{d\theta} = \frac{1}{2}r_0^2 \cdot \left(\frac{E_1}{E_0}\right)^2 \left(\frac{E_0}{E_1} + \frac{E_1}{E_0} - \sin^2\theta\right) \tag{1-7}$$

と表される．ここで，r_0は古典電子半径，E_0は散乱前の光子エネルギーでE_1は散乱後の光子エネルギーであり，$S_m(x)$は物質mのincoherent scattering functionである．

1.2.4　電子対生成

　光子のエネルギーが電子の静止質量エネルギー（511 keV）の2倍よりも大きい場合，**図 1-6**に示すようにその光子が原子核付近の電磁場の中で消滅し，電子と陽電子を生成することがある．この現象を電子対生成という．ちょうど電子・陽電子対消滅の逆の現象で，光子のエネルギーが物質に転換する現象である．

1.3 パッケージソフトウェア

物質内の放射線の振る舞いをモンテカルロシミュレーションで模擬するソフトウェアがいくつか存在する．その中で EGS，PHITS，GEANT4 と SIMIND について簡単に紹介する．

1.3.1 EGS

EGS（Electron-Gamma Shower）は，スタンフォード線形加速器研究所を中心に開発されてきたモンテカルロコードである[5]．高エネルギー分野で開発されてきたが，バージョン 3 の EGS3 から医学物理分野をはじめとする低エネルギー分野への応用が広まった．日本では高エネルギー加速器研究機構（KEK）が中心となって広めてきた．バージョン 4 の EGS4 が 1985 年に公開されたことにより一層広まることになり，医学物理分野で最も多く利用されるモンテカルロ計算コードとなった．現在はバージョン 5 の EGS5 が公開されていて，電子物理モデルや光子物理モデルが強化された[6]．

1.3.2 PHITS

PHITS（Particle and Heavy Ion Transport code System）は，日本原子力研究開発機構が中心となって開発を進めているモンテカルロ計算コードである[7]．物質中での放射線の挙動を核反応モデルや核データなどを用いて模擬している．医学物理計算においても，粒子線治療，X 線治療や CT 診断線量評価などに応用されている．電子・陽電子の振る舞いや光子の振る舞いについては，EGS5 のコードも利用されている[8]．

1.3.3 GEANT4

GEANT4（GEometry ANd Tracking）は，高エネルギー実験での測定器シミュレーションを作成するために CERN によって開発されたモンテカルロ計算コードの後継ソフトウェアである[9]．医学応用においても粒子線治療への応用や放射線教育分野への応用も積極的に進められている[10]．

1.3.4 SIMIND

SIMIND（Simulation of imaging nuclear detectors）は，スウェーデンのルンド大学で開発された標準的な臨床用 SPECT カメラを記述するモンテカルロシミュレーションコードである[11]．SPECT イメージングにおけるほとんどのタイプの計算に応用できるようになっている．

参考文献

1）中川健治．モンテカルロシミュレーションの基礎－推定精度評価の問題点とその克服－．通信ソサイエティマガジン．No.6, 11-20, 2008.

2）XCOM. Photon Cross Sections Database, https://www.nist.gov/pml/xcom-photon-cross-sections-database, Created September 17, 2009, Updated November 26, 2019, Accessed October 2020.

3）Phics_4（Photon Interaction Cross Sections, ver.4），https://www.soft222.com/phics/, Accessed October 2020.

4）Atomic form factors, http://lampx.tugraz.at/~hadley/ss1/crystaldiffraction/atomicformfactors /formfactors.php, Accessed October 2020.

5）平山英夫．保健物理分野の研究への EGS4 の応用．KEK Preprint 2004-70，2004.

6）Hirayama H, Namito Y, at al. The EGS5 code system. SLAC Report number: SLAC-R-730, 2016.

7）PHITS, https://phits.jaea.go.jp/indexj.html. Accessed October 2020.

8）福士政広，橋本雄幸・他．実践！医用画像情報学 基礎から実験・演習まで．メジカルビュー社，2020.

9）GEANT4, https://geant4.kek.jp/geant4/. Accessed October 2020.

10）Geant4 プログラムによる放射線シミュレーション基盤の開発，https://www.kek.jp /ja/Research/ARL/CRC/Geant4/. Accessed October 2020.

11）The SIMIND Monte Carlo program, https://www.msf.lu.se/research/the-simind-monte-carlo-program. Accessed October 2020.

第2章 / モンテカルロ シミュレーションの基礎

この章では，モンテカルロシミュレーションで利用される乱数に関するプログラムを作成する．

2.1 乱数

モンテカルロシミュレーションで最も重要なのが乱数である．乱数はランダムな数という表現もするが，毎回不規則に変化して次に来る数が予測できないような数値の列をいう．C言語ではシステム標準関数であるrand関数を利用すると乱数が扱える．この乱数は擬似的なもので疑似乱数と呼ばれ，大きく見ると周期性を持っているが，通常使う分には差し支えない．rand関数は以下のような仕様となる．

```
int  rand( void );
    引数1：なし
    戻り値：0 〜 RAND_MAX までの整数型の乱数（整数値）
```

戻り値で用いられている RAND_MAX は，stdlib.h ファイルの中でマクロ定義されており，コンパイラによって 32,767 や 2,147,483,647 などの値が取られる．この rand 関数を用いる場合，srand 関数を使用して疑似乱数を初期化する．srand 関数は以下のような仕様となる．

```
void  srand( unsigned  int  seed );
    引数1：乱数生成のための整数値（この値によって異なった乱数列を作れる）
    戻り値：なし
```

rand 関数を用いたプログラムを P2-01random.c に示す．

【P2-01random.c】

```
001   #define _CRT_SECURE_NO_WARNINGS
002   #include <stdio.h>
003   #include <stdlib.h>
004
005   int main(void)
006   {
007       int   i;
008
009       // 乱数の初期化
```

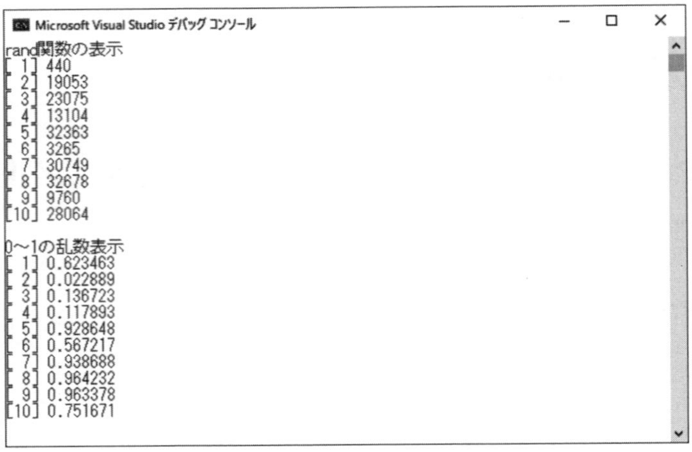

12　C言語によるモンテカルロシミュレーションの基礎と画像再構成への応用

図 2-1　P2-01random.c を実行した画面

```
010        srand(123);
011
012        printf( "rand 関数の表示 ¥n");
013        for (i = 0; i < 10; i++)
014        {
015            printf( "[%2d] %d¥n", i + 1, rand());
016        }
017
018        printf( "¥n0 ～ 1 の乱数表示 ¥n");
019        for (i = 0; i < 10; i++)
020        {
021            printf( "[%2d] %f¥n", i + 1, rand()/(double)RAND_MAX);
022        }
023
024        return 0;
025    }
```

このプログラムを実行した結果を**図 2-1** に示す．最初の 10 個の乱数は整数で表示され，次の 10 個の乱数は 0 ～ 1 の間の実数で表示される．

【変数の宣言】（7 行目）
　　　int　i;

プログラム中で数値を格納する場所を確保している．メモリ上に確保されるが，箱のようなものとイメージすればよい．int は変数の型を表し，i は変数の名前を表す．変数の型には**表 2-1** に示すものがある．

第2章　モンテカルロシミュレーションの基礎　13

表 2-1　変数の種類とデータ型

種類	変数の型	大きさ	扱える数
整数型	char	1 byte	−128 〜 127
	short	2 byte	−32,768 〜 32,767
	long	4 byte	−2,147,483,648 〜 2,147,483,647
	int	4 byte	−2,147,483,648 〜 2,147,483,647
	long long	8 byte	−9,223,372,036,854,775,808 〜 9,223,372,036,854,775,807
浮動小数点型（実数型）	float	4 byte	6〜7桁精度の実数
	double	8 byte	15〜16桁精度の実数

「int 型の変数 i を宣言する」という表現になる.

【コメント】（9行目）
// 乱数の初期化

// を記述すると，その行の // 以降の文字列はプログラムに関係ないコメントとなる．プログラムの説明に使用する．コメントには，「/* 〜 */」の表現もある．この場合，「/*」と「*/」に囲まれた領域は全てコメントとなる.

【srand 関数】（10行目）
　　　srand(123);

疑似乱数を初期化する．カッコ内の「123」の数値を適当な正の整数に変更すると，実行したときの乱数の値が変化する．初期化の数値が同じ場合は，乱数は毎回同じ数値を返す.

【for 文】（13行目）
　　　for(i = 0; i < 10; i++)
　　　{

　　　}

繰り返し処理を行う命令である．書式は

　　　for(初期値設定 ; 繰り返す条件 ; 繰り返しごとの演算)

となる．初期値設定で変数 i の値を 0 にしている．繰り返しを実行する条件は「i < 10」としているので，変数 i の値が 10 より小さいときに {} 内の命令を実行する．{} 内の命令が終わったら繰り返しごとの

14 　C言語によるモンテカルロシミュレーションの基礎と画像再構成への応用

表 2-2 　「%」から始まる変換指定子

変換指定子	意味
%d	整数を10進数表記で表示する
%u	整数を符号なしの10進数表記で表示する
%f	実数（浮動小数点）を小数点表記で表示する
%s	文字列を表示する
%x	整数を16進数表記で表示する
%e	実数（浮動小数点）を指数表記で表示する

演算で「i++」を行う．「i++」は「変数 i に 1 を足す」という命令である．よって，繰り返すごとに変数 i に 1 が足されていくので，最終的に「i < 10」の条件を満たさなくなる．その条件が満たさなくなったところで繰り返しは終了となる．この for 文の場合は 10 回繰り返して終了となる．

【printf 関数】（15 行目）
　　　printf("[%2d] %d¥n", i + 1, rand());

文字列を画面に表示する関数であるが，変換指定子「%d」が使われている．「%d」は「"」を閉じた後に指定される数値，変数（変数の値）や計算式（計算結果）を順に「%d」の位置に表示させる．変換指定子の書式は，

　　　%〔フラグ〕〔最小表示幅〕〔. 小数点以下桁数〕変換指定子

となる．「%d」は整数を表示させ，「%2d」は整数を 2 桁以上の表示幅（1 桁の場合は 2 桁幅で右に揃えるよう）に指定して表示させる．「%」から始まる主な変換指定子を **表 2-2** と **表 2-3** にまとめる．

【rand 関数 (1)】（15 行目内）
　　　rand()

疑似乱数を 1 〜 RAND_MAX までの整数値で返す．このプログラムでは，返された数値は printf 関数の %d で 10 進数の整数として画面に表示される．

【rand 関数 (2)】（21 行目以内）
　　　rand()/(double)RAND_MAX

疑似乱数を 0 〜 1 の間で作成する．rand 関数は 1 〜 RAND_MAX の間の整数値をランダムに返すので，

表 2-3 「%」から始まる変換指定子の例

変換指定子	意味
%3d	最低3文字幅を確保し，3文字に満たない場合は右揃えで表示する
%03d	最低3文字幅を確保し，満たない場合は数値の前に0を表示する （「001」のように表示できる）
%.2f	小数点以下を2桁まで表示する
%5.2f	最低5文字幅を確保し，小数点以下は2桁まで表示する （文字数には小数点「．」も1文字として含まれる）

それを RAND_MAX で割れば $0 \sim 1$ の乱数となる．ただし，C言語の場合「整数／整数（整数同志の割り算）」は結果が整数となるので，そのまま割るとすべて0になってしまう．そこで「(double)」というキャスト演算を用いて RAND_MAX を実数（double型）に変換している．「整数／実数」の場合は，精度の高い方に合わせて演算されるので，結果は実数（double型）となる．printf 関数では %f を使って実数として表示している．

rand 関数は一般的に乱数を発生させたいときには十分な関数であるが，モンテカルロシミュレーションのように膨大な乱数を必要とする場合には不十分である．より高品質な乱数には，高速で単純なアルゴリズムとして有名な Xorshift 法，Python という言語の乱数として利用されている高品質なメルセンヌ・ツイスタ（MT）法やそれより高速で均等分布特性を持つ SFMT 法などがある[1]~[3]．ここでは，最も簡単に作成でき，高速で品質の高い Xorshift 法の実装を試みる．Xorshift 法には周期が $2^{128}-1$ と長い xor128 関数がある．その関数を以下に示す．

【P2-02xorshift.c (xor128 関数)】

```c
// *** Xorshift 疑似乱数列生成法 ***
unsigned long xor128()
{
    static unsigned long x = 123456789, y = 362436069, z = 521288629, w = 88675123;
    unsigned long t = (x ^ (x << 11));
    x = y; y = z; z = w;
    return w = (w ^ (w >> 19)) ^ (t ^ (t >> 8));
}
```

ここで使われている演算子はビット演算である．ビット演算を表 2-4 に示す．Xorshift 法は，ビット排他的論理和（XOR）とシフト演算のみで質の良い乱数を発生させる．演算が単純なので高速に乱数の生成が可能である．戻り値は unsigned long なので，$0 \sim 2^{32}-1$（4,294,967,295）の整数となる．

16　C言語によるモンテカルロシミュレーションの基礎と画像再構成への応用

表2-4　ビット演算子

演算子	名称	意味	演算例
&	AND ビット積	2進数の同じ桁が両方1のとき1でそれ以外は0となる	0x1234 & 0x00ff → 0x0034
|	OR ビット和	2進数の同じ桁が両方0のとき0でそれ以外は1となる	0x1234 | 0x00ff → 0x12ff
^	XOR ビット排他的論理和	2進数の同じ桁が両方1または0のとき0でそれ以外は1となる	0x1234 ^ 0x00ff → 0x12cb
~	NOT ビット反転	2進数の0と1を反転させる	~0x00ff → 0xff00
>>	シフト演算（右）	右方向に指定したビット数だけずらす（符号によって結果が変わる）	0x00ff >> 4 → 0x000f
<<	シフト演算（左）	左方向に指定したビット数だけずらす	0x00ff << 4 → 0x0ff0

【P2-02xorshift.c】

```c
int main(void)
{
    int   i;

    printf( "xor128 関数の表示 ¥n");
    for (i = 0; i < 10; i++)
    {
        printf( "[%2d] %u¥n", i + 1, xor128());
    }

    printf( "¥n0 ～ 1 の乱数表示 ¥n");
    for (i = 0; i < 10; i++)
    {
        printf( "[%2d] %f¥n", i + 1, xor128()/(double)(ULONG_MAX));
    }

    return 0;
}
```

このプログラムを実行した結果を図2-2に示す．図2-1と同様に最初の10個の乱数は整数で，次の10個の乱数は0～1の間の実数で表示される．その数値は，rand関数を使ったときとは異なるパターン

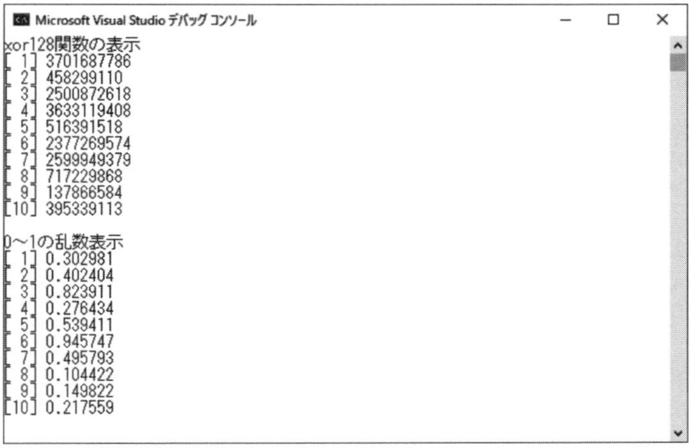

第 2 章　モンテカルロシミュレーションの基礎　17

```
Microsoft Visual Studio デバッグ コンソール                     —    □    ×

xor128関数の表示
[  1] 3701687786
[  2]  458299110
[  3] 2500872618
[  4] 3633119408
[  5]  516391518
[  6] 2377269574
[  7] 2599949379
[  8]  717229868
[  9]  137866584
[ 10]  395339113

0～1の乱数表示
[  1] 0.302981
[  2] 0.402404
[  3] 0.823911
[  4] 0.276434
[  5] 0.539411
[  6] 0.945747
[  7] 0.495793
[  8] 0.104422
[  9] 0.149822
[ 10] 0.217559
```

図 2-2　P2-02xorshift.c を実行した画面

になっている．ULONG_MAX は unsigned long の最大値（4,294,967,295）を表している．xor128 関数の戻り値が 0 ～ 4,294,967,295 なので，その最大値で割ることで 0 ～ 1 の実数に変換している．これで，0 ～ 1 の一様乱数を発生させる．この関数は初期値が決まっているので，同じパターンで乱数が発生する．乱数のパターンを変える場合は初期値を変える必要がある．乱数を初期化して 0 ～ 1 の一様乱数を発生させる関数を以下に示す．

【P2-03xorshift_seed.c】

```c
// プロトタイプ宣言
void seed_xor128(unsigned long s);
double dxor128(void);

int main(void)
{
    int    i;

    // 乱数の初期化
    seed_xor128(1);

    printf( "¥n0 ～ 1 の乱数表示 ¥n");
    for (i = 0; i < 10; i++)
    {
        printf( "[%2d] %f¥n", i + 1, dxor128());
    }

    return 0;
```

18　C言語によるモンテカルロシミュレーションの基礎と画像再構成への応用

```c
    }


    // ***********************************************
    // *** Xorshift 疑似乱数列生成法（初期設定付き）***
    // ***********************************************

    // 乱数用の配列
    static unsigned long seed[4] = { 123456789, 362436069, 521288629, 88675123 };

    // *** 乱数の初期化 ***
    // unsigned long  s;  // 初期化する種（数値）
    void seed_xor128(unsigned long s)
    {
        for (unsigned long i = 0; i < 4; ++i)
            seed[i] = s = 1812433253U * (s ^ (s >> 30)) + i;
    }


    // *** [0,1] の一様乱数 ***
    double dxor128(void)
    {
        unsigned long *x = seed;
        unsigned long  t = (x[0] ^ (x[0] << 11));
        x[0] = x[1]; x[1] = x[2]; x[2] = x[3];
        x[3] = (x[3] ^ (x[3] >> 19)) ^ (t ^ (t >> 8));
        return x[3]/(double)(ULONG_MAX);
    }
```

このプログラムを実行した結果を**図2-3**に示す．乱数の初期化を導入しているので，**図2-2**とは異なる値が表示されている．乱数を初期化する seed_xor128 関数の引数の値を変更することで乱数のパターンを変えられる．引数は0以上の整数を指定する．初期化の引数の値を「2」にした場合の結果を**図2-4**に示す．**図2-3**とは異なるパターンになっている．また，ここで利用している dxor128 関数は戻り値を0〜1の間の実数値にしている．この関数を利用すれば，そのまま0〜1の一様乱数が生成される．これらの関数は最初にプロトタイプ宣言をしておくと利用しやすい．乱数の初期化は，seed_xor128 関数を main 関数の最初に指定すればよい．

　Python などで利用されているメルセンヌ・ツイスタ法であるが，この乱数は $2^{19937}-1$ という非常に長い周期を持っているので，複雑なモンテカルロシミュレーションに向いている．本書では一様乱数に dxor128 関数を利用するが，メルセンヌ・ツイスタ法を使いたい場合は以下に示すホームページからC言語のソースファイルをダウンロードし，dxor128 関数を genrand_real1 関数に置き換えれば利用可能である．

http://www.math.sci.hiroshima-u.ac.jp/m-mat/MT/mt.html

メルセンヌ・ツイスタ法を体験したい人はCコードをダウンロードして実装してみてください．

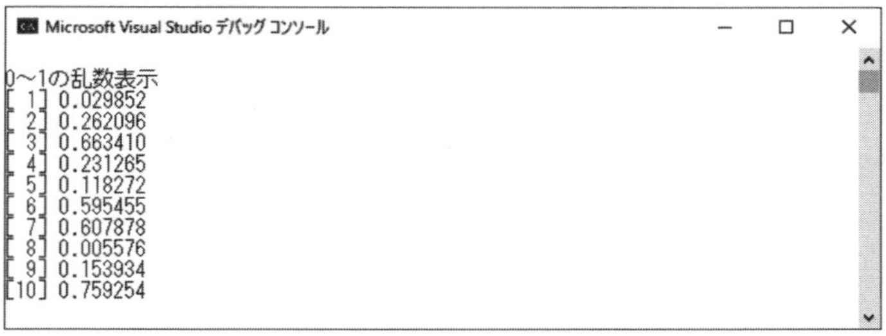

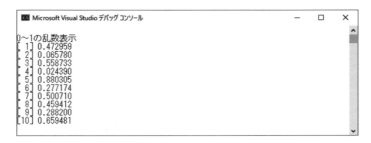

図 2-3　P2-03xorshift_seed.c を実行した画面（初期化の引数を「1」にした場合）

図 2-4　P2-03xorshift_seed.c を実行した画面（初期化の引数を「2」にした場合）

2.2　ランダムな 2 次元座標の生成

　乱数を利用して 2 次元画像にランダムな点を表示させることを考える．その場合 2 次元の座標をランダムに設定する必要がある．画像における座標系は**図 2-5** に示すように原点が左上にあり，幅と高さがあらかじめ指定されている．画像の幅を nx，画像の高さを ny とすると，座標は $(0,0)$ から $(nx-1, ny-1)$ までとなる．

2.2.1　2 次元直交座標

　この節からプログラムを一定の形式で示すようにする．最初のプログラムだけ全体の構成について解説する．

【プリプロセッサ】

```
#define _CRT_SECURE_NO_WARNINGS
#include <stdio.h>
#include <stdlib.h>
#include <string.h>
```

ここで示した最低 3 つのヘッダーファイルを include 文で指定する．「strign.h」のヘッダーファイルは文字列を操作する関数を利用する際に指定する．

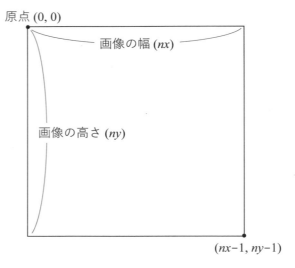

図 2-5　2 次元画像の幅・高さと座標

【プログラムの説明とファイル名や変数値の入力用文字列の宣言】

```
// プログラムの説明
char *title = "乱数座標点を表示する 2 次元画像を作成するプログラム ";
char *fname = "P2-04randimg2d.c";

// 入力メニュー
char *menu[] = {
    " 1/5. 出力画像のファイル名      ",
    " 2/5. 画像の幅                  ",
    " 3/5. 画像の高さ                ",
    " 4/5. 乱数を初期化する値        ",
    " 5/5. 乱数座標点の数            ",
};
```

title という char 型配列にプログラムの簡単な説明を兼ねたタイトルを入力している．fname という char 型配列にはこのソースコードのファイル名を入力している．menu という char 型の 2 次元配列には，プログラムを実行した際に入力するファイル名や変数の値に対する説明文をあらかじめ設定している．ここに書かれているメニューに対して，入力用関数で対応する変数に入力するように設定する．両者は対応づけておく必要がある．

【グローバル宣言】

```
// グローバル変数の宣言と初期値設定
char    g_fl[50] = "n2-04rand2d.img"; // 1. 出力画像のファイル名
int     g_nx = 256;                   // 2. 画像の幅　（x 方向）
```

```
int    g_ny = 256;              // 3. 画像の高さ（y 方向）
int    g_sr = 1;                // 4. 乱数の初期化
int    g_nn = 10000;            // 5. 乱数の表示数

float  *g_img;                  // 画像領域
```

このプログラム内で共通に使えるグローバル変数を宣言する．グローバル変数にはグローバルとわかるように変数名を「g_」から始めている．これによってプログラム内でローカル変数との区別を付けるようにしている．また，グローバル変数には，実行の最初に入力するファイル名や値の変数を宣言しておき，同時に初期値を入力している．これらの変数と入力用のメニューはそれぞれ対応させておく．その他，画像領域を確保するためのポインタ変数などを宣言しておく．

【プロトタイプ宣言】

```
// プロトタイプ宣言
void randimg2d(float *img, int nx, int ny, int nn);
void write_data(char *fi, float *img, int size);
void seed_xor128(unsigned long s);
double dxor128();
```

このプログラム内で利用する関数を先に宣言する．プロトタイプ宣言は，関数を定義する前にその関数を利用する際に必要となる．main 関数で利用している getparameter 関数については，利用する main 関数より前に定義しているので，プロトタイプ宣言をする必要がない．プロトタイプ宣言は，関数の型，関数名，引数の型が記述されていればよいので，関数を定義する 1 行目をそのまま複写して行末に「;（セミコロン）」を付ければよい．

【入力用 getparameter 関数の定義】

```
// タイトルと入力メニューの表示と変数への値の入力
void getparameter(void)
{
    int   i = 0;
    char  dat[256];

    // タイトルとファイル名の表示
    printf( "¥n%s¥n", title);
    printf( "[ File：%s ]¥n¥n", fname);

    // 変数への値の入力
    printf( " %s [%s] :", menu[i++], g_f1);
    if (*fgets(dat, 256, stdin) != '¥n') { dat[strlen(dat) - 1] = 0; strcpy(g_f1, dat); }
    printf( " %s [%d] :", menu[i++], g_nx);
    if (*fgets(dat, 256, stdin) != '¥n') g_nx = atoi(dat);
```

22　C言語によるモンテカルロシミュレーションの基礎と画像再構成への応用

```
        printf( " %s [%d] :", menu[i++], g_ny);
        if (*fgets(dat, 256, stdin) != '\n')  g_ny = atoi(dat);
        printf( " %s [%d] :", menu[i++], g_sr);
        if (*fgets(dat, 256, stdin) != '\n')  g_sr = atoi(dat);
        printf( " %s [%d] :", menu[i++], g_nn);
        if (*fgets(dat, 256, stdin) != '\n')  g_nn = atoi(dat);

        printf( "\n");
}
```

プログラムを実行して最初に，ファイル名や各種変数の値を入力するようにしている．main 関数で最初にこの getparameter 関数を呼び出すようにする．プログラムの冒頭で設定しておいたタイトルとファイル名を printf 関数で最初に表示する．「変数への値の入力」においては，事前に設定した入力メニューと配列や変数の初期値を printf 関数で順に表示するようにしている．g_fl のように char 型の配列の場合は「[%s]」を g_nx のように int 型の変数の場合は「[%d]」を指定して表示する．

　　　if (*fgets(dat, 256, stdin) != '\n')

では，fgets 関数でキーボード（stdin）から最大で 256 文字を char 型の dat 配列に入力する．その 1 文字目（ポインタの*演算子を使って指定している）が改行（\n）でないときに，それぞれの変数を入力した文字列に置き換えるようにしている．よって，文字入力せずに「Enter」を押すと初期値設定したときの値がそのまま採用される．g_fl のような文字列のときは

　　　dat[stdlen(dat)-1] = 0;

とすることで，入力した最後の文字を「0」に置き換える．最後に改行（\n）のコードが入るので，それを省いてその前までの文字列をファイル名に採用するようにしている．stdlen 関数は，引数に指定した char 型配列に入力されている文字数を返してくれる．

　　　strcpy(g_fl, dat);

は，dat 配列の内容を g_fl 配列にコピーする関数である．これで文字列を置き換えている．g_nx のような整数型の変数のときは

　　　g_nx = atoi(dat);

とすることで，文字列として入力した数字（アスキーコード）を atoi 関数で整数に変換し，g_nx に入力している．atoi 関数は「ascii to integer」の略語で，数字のアスキーコードの並びを整数の数値に変換する役割を持つ．数字のアスキーコード（48 〜 57）以外が入力された場合は，その前の数字のアスキーコードのところまでで数値に変換する．最初から数字以外のアスキーコードが入力された場合は「0」に変換される．これらの printf 関数と if 関数のペアは，「入力メニュー」に対応させて記述する．

【main 関数】

```
int main(void)
{
        getparameter();
        // 乱数の初期化
        seed_xor128(g_sr);
        // 画像領域の確保
```

```
        g_img = (float *)malloc((size_t)g_nx*g_ny * sizeof(float));
        // 乱数画像の作成
        randimg2d(g_img, g_nx, g_ny, g_nn);
        // 乱数画像の出力
        write_data(g_f1, g_img, g_nx*g_ny);
        // 画像領域の開放
        free(g_img);

        return 0;
}
```

最初に getparameter 関数を呼び出す．次に乱数を初期化している．初期化の引数 (g_sr) は getparameter 関数で変更するようにしている．

　画像領域の確保には malloc 関数を用いている．malloc 関数はプログラムの実行中に指定したサイズのメモリ領域を確保する．画像の場合は，幅 (g_nx) と高さ (g_ny) と 1 画素のサイズ (sizeof(float)) を指定している．sizeof(float) は float 型のバイト数を返すので，「4」バイトとなる．画像領域の g_img 配列は float 型のポインタで宣言しているので，malloc 関数で確保したメモリの先頭アドレスを float 型のポインタに変換して g_img に入力している．

　乱数画像の作成，乱数画像の出力ではそれぞれの関数を呼び出して実行している．free 関数では，確保した画像領域を開放している．malloc 関数と free 関数は対になっている必要がある．

【write_data 関数】

```
// *** 画像データの出力（float 型として出力）***
// char *fi;   // 出力画像のファイル名
// float *img;  // 出力画像データ
// int  size;  // 出力画像のサイズ
void write_data(char *fi, float *img, int size)
{
        FILE   *fp;

        if ((fp = fopen(fi, "wb")) == NULL) {
                fprintf(stderr, " エラー：ファイルが開きません [%s].¥n", fi);
                exit(1);
        }
        fwrite(img, sizeof(float), size, fp);
        fclose(fp);
}
```

画像データを出力する際に利用する関数である．ファイル名と出力したい画像領域の変数名，画像のサイズ（幅×高さ）を引数として指定する．ファイルの入出力には FILE 構造体のポインタを指定することになっているので，

24 　C言語によるモンテカルロシミュレーションの基礎と画像再構成への応用

表2-5　fopen関数で指定するモード

モード	説明
"r" or "rt"	テキストファイルで呼び出し専用
"w" or "wt"	テキストファイルで書き込み専用
"a" or "at"	テキストファイルで追加書き込み
"rb"	バイナリファイルで呼び出し専用
"wb"	バイナリファイルで書き込み専用
"ab"	バイナリファイルで追加書き込み

　　　　FILE　*fp;

とファイルポインタ fp を宣言している．ここには，ファイル入出力に必要なファイル構造体の先頭アドレスが入ることになるが，ファイルを開いたときの「番号」だと思っておけばよい．

　ファイルを開くときには fopen 関数を利用する．引数にはファイル名 fi とモード"wb"を指定している．モードについては**表2-5**にまとめる．画像はバイナリファイルとなるので「b」を付けている．fopen 関数は，ファイルが開いた場合にファイル構造体を作成してその先頭アドレスを返す．開かなかった場合は NULL（数値では「0」）を返すことになっている．よって，NULL が返ってきたときはオープンエラーになるので，fprintf を使ってエラー表示をしている．fprintf 関数は表示する場所を指定してから printf 関数と同じように形式を指定して表示させる．stderr がエラー表示の場所を表しているが，実際にはモニタの画面に表示される．次の exit 関数はプログラムを強制終了する関数である．引数に「1」を指定した場合は，異常終了を意味する．正常終了のときは「0」を指定する．

　fwrite 関数は画像のようなバイナリファイルに対して，配列に入った数値をまとめて書き込む役割をする．float 型の配列 img の内容を1画素のサイズである sizeof(float) の4バイトずつ size の画素数だけ fp でオープンしたファイルに書き込んでいる．書き込みが終わったら fclose 関数でファイルを閉じている．fopen 関数と fclose 関数は対になっている必要がある．

【P2-04randimg2d.c (randimg2d 関数)】

```
/ // *** 2次元乱数画像の作成 ***
// float *img;  // 画像データ
// int   nx;   // 画像の幅
// int   ny;   // 画像の高さ
// int   nn;   // 乱数点の数
void randimg2d(float *img, int nx, int ny, int nn)
{
     int    i, ix, iy;

     // 画像の初期化
     for (i = 0; i < nx*ny; i++)
          img[i] = 0;
```

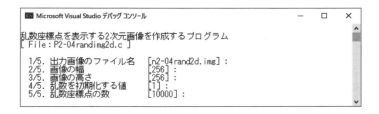

図 2-6　P2-04randimg2d.c を実行した画面

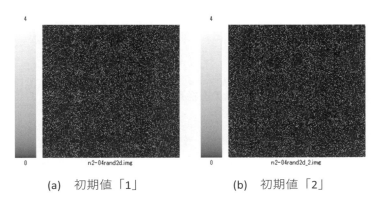

(a)　初期値「1」　　　　　(b)　初期値「2」

図 2-7　2 次元直交座標系のおける乱数点の画像
（対数調のグレーバーで表示）

```
// 乱数座標点を表示する画像の作成
for (i = 0; i < nn; i++)
{
    ix = (int)(nx * dxor128());
    iy = (int)(ny * dxor128());
    img[iy*nx + ix] += 1;
}
}
```

　この関数で 2 次元画像のランダムな座標に点（値）を入力している．画像の初期化で画像領域 img のすべての画素の値を 0 に設定する．画像は 1 次元配列を利用しているので，幅 (nx)×高さ (ny) だけ繰り返して各画素に 0 を入力している．
　乱数座標点に値を代入する処理では，乱数点の数 (nn) だけ繰り返している．横軸の x 座標 ix には，dxor128 関数を利用して 0～1 の一様乱数を発生させ，画像の幅 nx を掛けることで 0～nx までの実数値に換算し，(int) を使って整数値に変換している．縦軸の y 座標についても同様に行う．それぞれの座標が決まったら，その画素位置である「iy*nx+ix」に 1 を加えている．
　このプログラムを実行した結果を図 2-6 に示す．最初にプログラムのタイトルとプログラム名が表示される．その後にファイル名や変数の値を入力するメニューが順次表示される．初期値は [] の間に表示され，変更しない場合はそのまま Enter キーを，初期値から変更したい場合はファイル名や数値を入

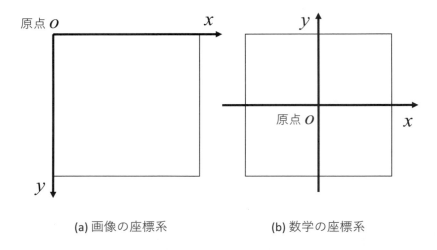

(a) 画像の座標系　　(b) 数学の座標系

図 2-8　画像の座標系と数学の座標系

力してから Enter キーを押す．乱数点を 10,000 点にして行った結果の画像を図 2-7 に示す．(a) と (b) では，乱数を初期化する値をそれぞれ「1」と「2」に設定し，乱数パターンを変えている．画像に表示される点のパターンが異なっている．

2.2.2　2 次元極座標

極座標を利用する場合，数学的な座標系を考慮する必要がある．図 2-5 に示した座標は画像上の座標であり，数学的な座標系とは異なっている．画像における座標系と数学における座標系の違いを図 2-8 に示す．画像の座標系は左上に原点があり，y 軸の向きは下向きになっている．数学の座標系は原点が画像の中心にあり y 軸の向きは通常の上向きになっている．x 軸の向きに関してはどちらも右向きである．画像の座標系の場合，画像の幅と高さがそれぞれ nx，ny であるとき，画像中の座標の最大値はそれぞれ $nx-1$，$ny-1$ となる．数学の座標系の場合，原点が中心にあるので，画像の幅と高さが偶数の場合は中心の画素をとることができない．その場合は，1 画素だけ右下にずらしたところを原点とする．よって，x 方向の座標の範囲は $-nx/2 \sim nx/2-1$ となり，y 方向の座標の範囲は $-ny/2+1 \sim ny/2$ となる．画像座標 (ix, iy) から数学座標 (x, y) への変換は

$$\begin{cases} x = ix - nx/2 \\ y = ny/2 - iy \end{cases} \tag{2-1}$$

となる．逆変換は画像座標が整数値のみをとることを考慮して，小数点以下を四捨五入することで整数値に変換するとき

$$\begin{cases} ix = (\text{int})(x - nx/2 + 0.5) \\ iy = (\text{int})(ny/2 - y + 0.5) \end{cases} \tag{2-2}$$

となる．ここで，(int) は小数点以下を切り捨てる命令とする．極座標は数学の座標系で考え，図 2-9 に示すように原点からの距離 r と x 軸からの角度 θ によって表される．それぞれの関係式は

$$\begin{cases} x = r\cos\theta \\ y = r\sin\theta \end{cases} \tag{2-3}$$

および

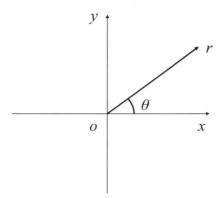

図 2-9　直交座標と極座標

$$\begin{cases} r = \sqrt{x^2 + y^2} \\ \theta = \tan^{-1}(y/x) \end{cases} \tag{2-4}$$

となる．

【P2-05randimg2d_r.c (randimg2d_r 関数)】

```
// *** 2次元乱数画像の作成（極座標）***
// float *img;  // 画像データ
// int   nx;    // 画像の幅
// int   ny;    // 画像の高さ
// int   nn;    // 乱数点の数
void randimg2d_r(float *img, int nx, int ny, int nn)
{
    int    i, ix, iy;
    double r, t, x, y;

    // 画像の初期化
    for (i = 0; i < nx*ny; i++)
        img[i] = 0;

    // 乱数座標点を表示する画像の作成
    for (i = 0; i < nn; i++)
    {
        // 動径 r 方向 (0～対角線/2)
        r = sqrt((double)(nx*nx + ny*ny)) / 2 * dxor128();
        // 角度 θ 方向 (0～2π)
        t = 2 * PI*dxor128();
```

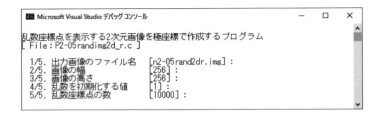

図 2-10　P2-05randimg2d_r.c を実行した画面

```
        // 直交座標系への変換
        x = r * cos(t); // x = r cos(θ)
        y = r * sin(t); // y = r sin(θ)

        // 画像座標への変換（小数点以下は四捨五入）
        ix = (int)(x + nx / 2 + 0.5);
        iy = (int)(ny / 2 - y + 0.5);

        // 画像の範囲外を考慮した処理
        if (0 <= ix && ix < nx && 0 <= iy && iy < ny)
            img[iy*nx + ix] += 1;
        else
            i--;
    }
}
```

動径方向のrは画像の対角線が最も長くなるので，そこまでの範囲が入るように0～1の乱数に $\sqrt{nx^2 + ny^2}/2$ を掛け算している．角度方向のtは360度のラジアン単位2πの範囲で乱数を作成している．画像の点は直交座標でしか指定できないので，(2-3) 式を利用して直交座標への変換を行っている．さらに (2-2) 式を利用して数学座標から画像座標に変換している．動径方向を対角線の長さで設定したので，画像の枠外の座標を示すことも考えられる．その場合を考慮して，if文でixとiyの値が画像中の座標内に入っている場合のみ対応する画素に1を加えている．枠外の場合はカウントしないようにするため，iの値を1つ減らしている（i--）．繰り返しの際にiは1が加えられるので，そこで相殺するようになっている．

　このプログラムを実行した結果を図 2-10 に示す．また，乱数点を 10,000 点にして行った結果の画像を図 2-11 に示す．極座標の場合は，中心に行くほど点が密になる．その割合は中心からの距離 r に反比例する．

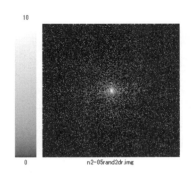

図 2-11 2次元極座標系のおける乱数点の画像
（対数調のグレーバーで表示）

2.2.3 ランダムな2次元単位ベクトル（2次元角）

様々な方向の単位ベクトルをランダムに作成することを考える．単位ベクトルなので大きさは1で固定となり，角度方向のみ乱数で指定すれば，ランダムな方向の単位ベクトルとなる．

【P2-06randuv2d.c (randuv2d 関数)】

```
// *** 2次元単位ベクトルの乱数画像の作成 ***
// float *img;  // 画像データ
// int   nx;    // 画像の幅
// int   ny;    // 画像の高さ
// int   nn;    // 乱数点の数
void randuv2d(float *img, int nx, int ny, int nn)
{
    int    i, ix, iy;
    double r, t, x, y;

    // 画像の初期化
    for (i = 0; i < nx*ny; i++)
        img[i] = 0;

    // 乱数で2次元単位ベクトルを表示する画像の作成
    // 動径方向は対角線の1/4に固定
    r = sqrt((double)(nx*nx + ny*ny)) / 4;
    for (i = 0; i < nn; i++)
    {
        t = 2 * PI*dxor128(); // 角度方向（0〜2π）
        // 直交座標系への変換
        x = r * cos(t); // x = r cos(θ)
```

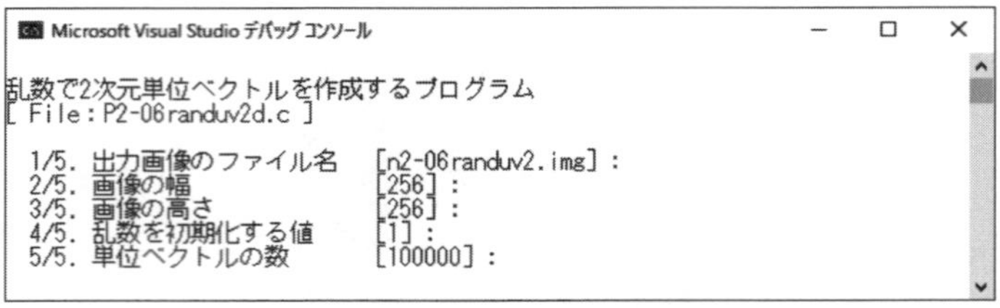

図 2-12　P2-06randuv2d.c を実行した画面

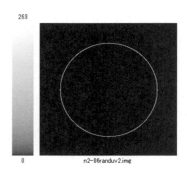

図 2-13　2 次元単位ベクトル（大きさを対角線の 1/4 に固定）における乱数点の画像
（対数調のグレーバーで表示）

```
        y = r * sin(t); // y = r sin( θ )
        // 画像座標への変換（小数点以下は四捨五入）
        ix = (int)(x + nx / 2 + 0.5);
        iy = (int)(ny / 2 - y + 0.5);
        img[iy*nx + ix] += 1;
    }
}
```

単位ベクトルは動径方向 r が 1 に固定になるが，画像として表示するために対角線の長さの 1/4 に設定して計算している．角度方向やその他の計算については極座標の場合と同じになる．ただし，r が固定で画像の中に入るように計算しているので，画像の範囲外は考慮しなくてすむ．

このプログラムを実行した結果を図 2-12 に示す．また，乱数点を 10,000 点にして行った結果の画像を図 2-13 に示す．中心から対角線の 1/4 に固定した円上に表示される．一様乱数を利用しているので，円上に加えられた点の数（円上の値）はどの角度でもほぼ等しくなっている．

2.3　ランダムな 3 次元座標の生成

第 3 節において 2 次元で作成したプログラムを 3 次元に拡張する．そのまま 1 つの次元を加えるだけで対応するプログラムと 3 次元用に工夫が必要なプログラムがある．その 3 次元化について解説する．

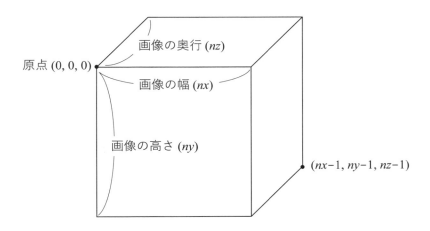

図 2-14　3 次元画像の幅・高さ・奥行と座標

2.3.1　3 次元直交座標

　画像上の 3 次元座標は，原点を左上の手前に持ってくると図 2-14 に示すようになる．2 次元座標に対し，奥行方向が 1 つ加わった形になっている．よって，3 次元画像においては単純に次元を 1 つ加えればよいことになる．

【P2-07randimg3d.c (randimg3d 関数)】

```
// *** 3 次元乱数画像の作成 ***
// float *img;  // 画像データ
// int   nx;    // 画像の幅
// int   ny;    // 画像の高さ
// int   nz;    // 画像の奥行
// int   nn;    // 乱数点の数
void randimg3d(float *img, int nx, int ny, int nz, int nn)
{
    int    i, ix, iy, iz;

    // 画像の初期化
    for (i = 0; i < nx*ny*nz; i++)
        img[i] = 0;

    // 乱数座標点を表示する画像の作成
    for (i = 0; i < nn; i++)
    {
        ix = (int)(nx * dxor128());
        iy = (int)(ny * dxor128());
        iz = (int)(nz * dxor128());
```

32　C言語によるモンテカルロシミュレーションの基礎と画像再構成への応用

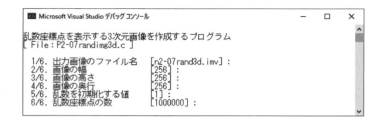

図 2-15　P2-07randimg3d.c を実行した画面

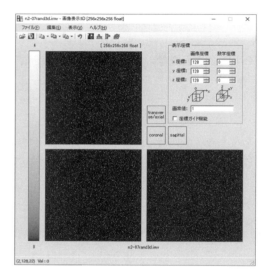

図 2-16　3 次元直交座標系のおける乱数点の画像
（対数調のグレーバーで表示）

```
            img[iz*nx*ny + iy*nx + ix] += 1;
        }
    }
```

2 次元の乱数画像と比較して，初期化の画素数に nz が掛け合わされて総画素数が増えているのと，奥行方向の座標 iz が加わっている点が異なっている．座標（ix, iy, iz）に対して，1 次元配列 img における画素の位置は「iz*nx*ny+iy*nx+ix」となる．2 次元と比較して iz*nx*ny が付け加えられた形になっている．

このプログラムを実行した結果を図 2-15 に示す．また，乱数点を 1,000,000 点にして行った結果の画像を図 2-16 に示す．3 次元画像の中心を通った 3 軸の断面を 2 次元画像で表している．ほぼ一様にランダムな点が配置されている．

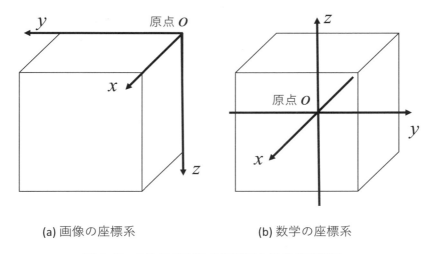

(a) 画像の座標系　　　　　(b) 数学の座標系

図 2-17　3 次元の画像の座標系と数学の座標系

2.3.2　3 次元極座標

　2 次元と同様に極座標を利用する場合，数学的な座標系を考慮する必要がある．画像における 3 次元の座標系と数学における 3 次元の座標系の違いを図 2-17 に示す．画像の座標系は数学の座標系に合わせるために図 2-14 の配置を回転させて，右上の奥に原点を置いている．x 軸の向きは手前に，y 軸の向きは左向きに z 軸の向きは下向きになっている．数学の座標系は原点が画像の中心にあり x 軸の向きは同じで y 軸と z 軸は逆向きになっている．画像の座標系の場合，画像の幅，高さと奥行がそれぞれ nx, ny, nz であるとき，画像中の座標の最大値はそれぞれ $nx-1$, $ny-1$, $nz-1$ となる．数学の座標系の場合，原点が中心にあるので，画像の幅，高さと奥行が偶数の場合は，1 画素だけずらしたところを原点とする．よって，x 方向の座標の範囲は $-nx/2 \sim nx/2-1$ となり，y 方向の座標の範囲は $-ny/2+1 \sim ny/2$ となり，z 方向の座標の範囲は $-nz/2+1 \sim nz/2$ となる．画像座標 (ix, iy, iz) から数学座標 (x, y, z) への変換は

$$\begin{cases} x = ix - nx/2 \\ y = ny/2 - iy \\ z = nz/2 - iz \end{cases} \tag{2-5}$$

となる．逆変換は画像座標が整数値のみをとることを考慮して，小数点以下を四捨五入することで整数値に変換するとき

$$\begin{cases} ix = (\text{int})(x - nx/2 + 0.5) \\ iy = (\text{int})(ny/2 - y + 0.5) \\ iz = (\text{int})(nz/2 - z + 0.5) \end{cases} \tag{2-6}$$

となる．極座標は数学の座標系で考え，図 2-18 に示すように原点からの距離 r と z 軸からの角度 θ と x 軸から xy 面への射影線までの角度 ϕ によって表される．それぞれの関係式は

$$\begin{cases} x = r\sin\theta\cos\phi \\ y = r\sin\theta\sin\phi \\ z = r\cos\theta \end{cases} \tag{2-7}$$

および

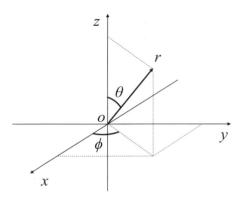

図 2-18　3 次元の直交座標と極座標

$$\begin{cases} r = \sqrt{x^2 + y^2 + z^2} \\ \theta = \tan^{-1}(\sqrt{x^2 + y^2} / z) \\ \phi = \tan^{-1}(y / x) \end{cases} \tag{2-8}$$

となる．

【P2-08randimg3d_r.c (randimg3d_r 関数)】

```
// *** 3次元乱数画像の作成 (極座標) ***
// float *img;  // 画像データ
// int   nx;    // 画像の幅
// int   ny;    // 画像の高さ
// int   nz;    // 画像の奥行
// int   nn;    // 乱数点の数
void randimg3d_r(float *img, int nx, int ny, int nz, int nn)
{
    int     i, ix, iy, iz;
    double  r, t, p, x, y, z;

    // 画像の初期化
    for (i = 0; i < nx*ny*nz; i++)
        img[i] = 0;

    // 乱数座標点を表示する画像の作成
    for (i = 0; i < nn; i++)
    {
        // 動径 r 方向 (0 ～ 対角線 /2)
```

```
r = sqrt((double)(nx*nx + ny*ny + nz*nz)) / 2 * dxor128();
t = PI*dxor128();   // 角度θ方向 (0 ～ π )
p = 2*PI*dxor128(); // 角度φ方向 (0 ～ 2 π )

// 直交座標系への変換
x = r*cos(p)*sin(t); // x = r cos( φ )sin( θ )
y = r*sin(p)*sin(t); // y = r sin( φ )sin( θ )
z = r*cos(t);        // z = r cos( θ )

// 画像座標への変換（小数点以下は四捨五入）
ix = (int)(x + nx / 2 + 0.5);
iy = (int)(ny / 2 - y + 0.5);
iz = (int)(nz / 2 - z + 0.5);

// 画像の範囲外を考慮した処理
if (0 <= ix && ix < nx && 0 <= iy && iy < ny && 0 <= iz && iz < nz)
        img[iz*nx*ny + iy*nx + ix] += 1;
else
        i--;
    }
}
```

動径方向の r は画像の対角線が最も長くなるので，そこまでの範囲が入るように 0 ～ 1 の乱数に $\sqrt{nx^2 + ny^2 + nz^2}$ / 2 を掛け算している．角度方向の θ に対応する t はラジアン単位で 0 ～ π の範囲，φ に対応する p はラジアン単位で 0 ～ 2π の範囲で乱数を作成している．画像の点は直交座標でしか指定できないので，(2-7) 式を利用して直交座標への変換を行っている．さらに (2-6) 式を利用して数学座標から画像座標に変換している．動径方向を対角線の長さで設定したので，2 次元のときと同様に画像の枠外に出る場合を if 文で考慮している．

　このプログラムを実行した結果を**図 2-19** に示す．また，乱数点を 1,000,000 点にして行った結果の画像を**図 2-20** に示す．3 次元の極座標の場合は，中心に行くほど点が密になり，また中央の縦方向が密になる傾向にある．その割合は $r^2 \sin \theta$ に反比例する．

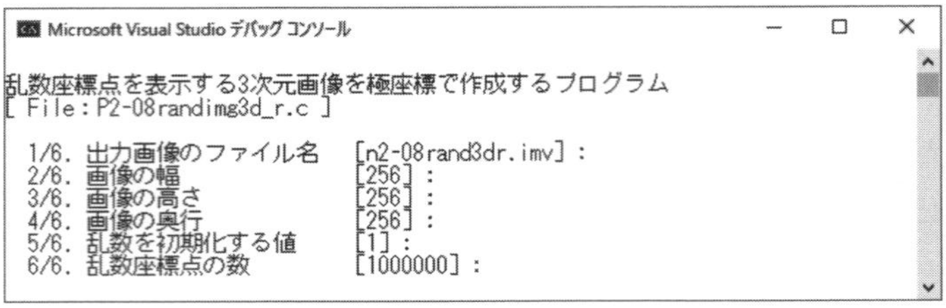

36　C言語によるモンテカルロシミュレーションの基礎と画像再構成への応用

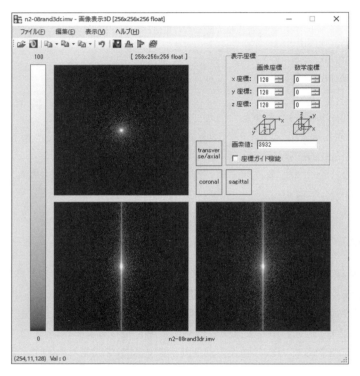

図 2-19　P2-08randimg3d_r.c を実行した画面

図 2-20　3次元極座標系のおける乱数点の画像
（対数調のグレーバーで表示）

2.3.3　ランダムな3次元極座標単位ベクトル

2次元のときと同様に極座標の角度を利用して様々な方向の単位ベクトルをランダムに作成することを考える．単位ベクトルなので大きさは1で固定とし，角度方向のθとϕを乱数で指定する．

【P2-09randuv3d_pol.c (randuv3d_pol 関数)】

```
// *** 3次元単位ベクトルの乱数画像の作成（極座標）***
// float *img;  // 画像データ
// int   nx;    // 画像の幅
// int   ny;    // 画像の高さ
```

```
// int   nz;   // 画像の奥行
// int   nn;   // 乱数点の数
void randuv3d_pol(float *img, int nx, int ny, int nz, int nn)
{
    int    i, ix, iy, iz;
    double  r, p, t, x, y, z;

    // 画像の初期化
    for (i = 0; i < nx*ny; i++)
        img[i] = 0;

    // 乱数で 2 次元単位ベクトルを表示する画像の作成
    // 動径方向は xy 面の対角線の 1/4 に固定
    r = sqrt((double)(nx*nx + ny*ny)) / 4;
    for (i = 0; i < nn; i++)
    {
        t = PI * dxor128();   // 角度 θ 方向 (0 ～ π )
        p = 2 * PI*dxor128(); // 角度 φ 方向 (0 ～ 2 π )

        // 直交座標系への変換
        x = r * cos(p)*sin(t); // x = r cos( φ )sin( θ )
        y = r * sin(p)*sin(t); // y = r sin( φ )sin( θ )
        z = r * cos(t);        // z = r cos( θ )

        // 画像座標への変換 （小数点以下は四捨五入）
        ix = (int)(x + nx / 2 + 0.5);
        iy = (int)(ny / 2 - y + 0.5);
        iz = (int)(nz / 2 - z + 0.5);

        img[iz*nx*ny + iy*nx + ix] += 1;
    }
}
```

3 次元でも単位ベクトルは動径方向 r が 1 に固定になるが，2 次元の画像に合わせるために xy 面内の対角線の長さの 1/4 に設定して計算している．角度方向やその他の計算については 3 次元極座標の場合と同じになる．ただし，2 次元のときと同様に画像の範囲外は考慮しなくてすむ．

　このプログラムを実行した結果を図 2-21 に示す．また，乱数点を 1,000,000 点にして行った結果の画像を図 2-22 に示す．極座標の角度 θ と φ に一様乱数を利用すると z 軸方向の極の部分に向かって値が大きくなる．角度 θ と φ は地球で表した緯度と経度に相当するので，北極や南極で経線が密になるのと対応している．

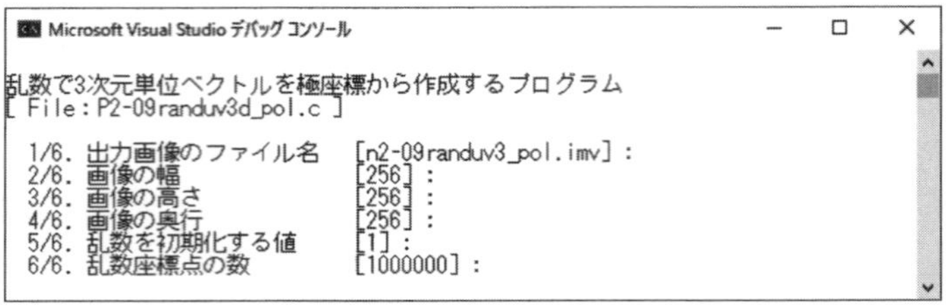

38　C言語によるモンテカルロシミュレーションの基礎と画像再構成への応用

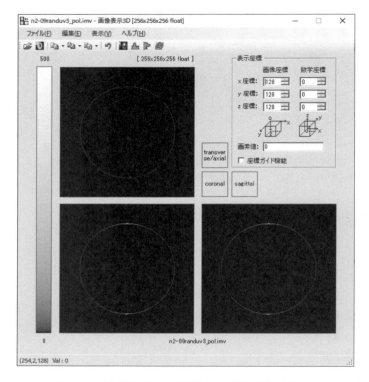

図 2-21　P2-09randuv3d_pol.c を実行した画面

図 2-22　3 次元単位ベクトル（極座標の角度で乱数を利用した場合）における乱数点の画像
（対数調のグレーバーで表示）

2.3.4　ランダムな 3 次元単位ベクトル（立体角）

　3 次元では極座標の角度で一様乱数を使うと z 軸の極の部分が多くなってしまう．そこで，3 次元の立体角を一様にする乱数の簡易的な方法を考える．球の中に限定して一様乱数で点を作成すれば，その点から作成した単位ベクトルは，立体角において一様に分布するベクトルになる．

【P2-10randuv3d_iso.c (randuv3d_iso 関数)】

```
// *** 3 次元単位ベクトルの乱数画像の作成（等方的）***
// float *img;   // 画像データ
// int    nx;    // 画像の幅
// int    ny;    // 画像の高さ
```

```c
// int   nz;   // 画像の奥行
// int   nn;   // 乱数点の数
void randuv3d_iso(float *img, int nx, int ny, int nz, int nn)
{
    int    i, ix, iy, iz;
    double x, y, z, w, r;

    // 画像の初期化
    for (i = 0; i < nx*ny*nz; i++)
        img[i] = 0;

    // 乱数立体角を表示する画像の作成
    // 動径方向は xy 面の対角線の 1/4 に固定
    r = sqrt((double)(nx*nx + ny*ny)) / 4;
    for (i = 0; i < nn; i++)
    {
        // 座標 ± 1 の立方体内の任意座標の生成
        x = 2 * dxor128() - 1;
        y = 2 * dxor128() - 1;
        z = 2 * dxor128() - 1;

        // 単位円内に限定する（等方的にするため）
        w = sqrt(x * x + y * y + z * z);
        if (w != 0.0 && w <= 1.0) // w=0 の場合も省く
        {
            // 単位ベクトルに変換
            x /= w;
            y /= w;
            z /= w;

            // 半径 r の球上に配置する ( 画像座標に変換 )
            ix = (int)(r*x + nx / 2 + 0.5);
            iy = (int)(ny / 2 - r*y + 0.5);
            iz = (int)(nz / 2 - r*z + 0.5);

            img[iz*nx*ny + iy * nx + ix] ++;
        }
        else
        {
            i--;
        }
    }
}
```

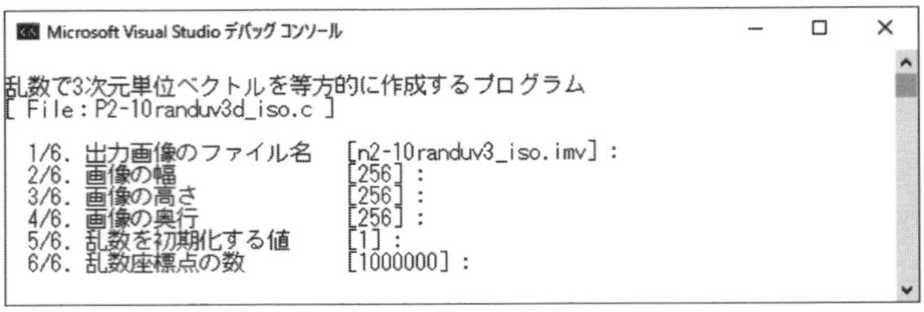

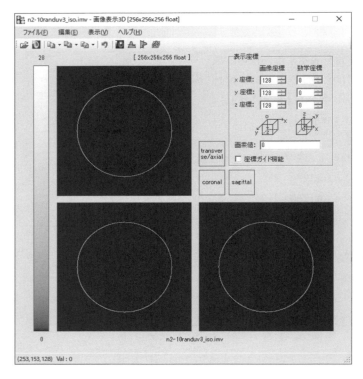

図 2-23　P2-10randuv3d_iso.c を実行した画面

図 2-24　3 次元単位ベクトル（一様な立体角の場合）における乱数点の画像
（対数調のグレーバーで表示）

　単位球内に点を作成するために，x, y, z 軸共に±1の範囲の立方体内に任意の座標を生成する．立方体内において原点からの距離 w を計算し，その距離が 1 以内であれば単位球内であるので，その場合のみ単位ベクトルの計算を行う．距離 w が 0 の場合を除き，それぞれの座標を距離 w で割ることで単位ベクトルの要素を算出している．算出した要素に動径方向の大きさ r を乗算し，画像座標に変換した後に対応する画素に 1 を加えている．

　このプログラムを実行した結果を図 2-23 に示す．また，乱数点を 1,000,000 点にして行った結果の画像を図 2-24 に示す．どの方向にも値が一様に配置されているのがわかる．この方法で立体角について乱数を使って一様に割り振ることが可能となる．

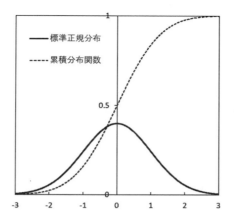

図 2-25　標準正規分布とその累積分布関数のグラフ

2.4　乱数の変換方法

モンテカルロシミュレーションでは，ある確率分布に従った乱数を生成する必要がある．これまでに扱った乱数は一様乱数といって，一様な確率密度で乱数を生成する方法である．この節では，この一様乱数から確率分布に従った乱数を生成する方法を解説する．

2.4.1　直接法

ある確率分布の確率密度関数（probability density function）を $f(x)$ としたとき，その累積分布関数（単に分布関数ともいう） $F(x)$ は，

$$F(x) = \int_{-\infty}^{x} f(x') dx' \tag{2-9}$$

となる．この分布関数 $F(x)$ を一様乱数とすれば，その時の変数 x が確率密度関数 $f(x)$ に従った乱数となる．一様乱数を R とおくと

$$F(x) = R \tag{2-10}$$

となるので，直接法ではこれを x について解く必要がある．

確率密度関数を標準正規分布のガウス関数としたとき，その関数 $f(x)$ は

$$f(x) = \frac{1}{\sqrt{2\pi}} \exp(-\frac{x^2}{2}) \tag{2-11}$$

と表される．その時の累積分布関数 $F(x)$ は

$$F(x) = \frac{1}{2}(1 + \mathrm{erf}\frac{x}{\sqrt{2}}) \tag{2-12}$$

となる．ここで，erf 関数は誤差関数と呼ばれるもので

$$\mathrm{erf}(x) = \frac{2}{\sqrt{\pi}} \int_{0}^{x} e^{-x'^2} dx' \tag{2-13}$$

で定義される．この2つの関数のグラフを図 2-25 に示す．その逆関数 inverf (x) は

$$\mathrm{inverf}(x) \approx \sqrt{-\ln(1-x^2)} \tag{2-14}$$

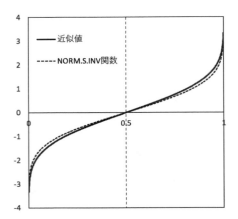

図 2-26　分布関数の逆関数の近似値と Excel の NORM.S.INV 関数のグラフ

と近似される[4]．この近似を利用すると (2-12) 式の分布関数の逆関数は

$$F^{-1}(x) = \text{sign}(2x-1) \times \sqrt{-2\ln(1-(2x-1)^2)} \tag{2-15}$$

と表される．ここで sign 関数は正の時に 1，ゼロの時に 0，負の時に −1 を返す関数である．このグラフと Excel の NORM.S.INV 関数を使って算出したグラフの比較を図 2-26 に示す．多少のずれはあるが，良い近似になっている．

　この逆関数を利用して確率密度が 2 次元正規分布になる乱数画像を作成する．

【P2-11rand2d_gauss.c (rangas 関数)】

```
// *** ガウス乱数の生成（標準正規分布型乱数）***
// （直接法）
double rangas(void)
{
    double r = 2 * dxor128() - 1;
    double s = r == 0.0 ? 0.0 : r / fabs(r); // sign 関数
    return s * sqrt(-2 * log(1 - r * r));
}
```

　(2-15) 式の x に一様乱数の dxor128 関数を利用している．sign 関数は C 言語にないので，r が 0 の時は 0 として，そのほかの値では絶対値で割ることによって ±1 にしている．この関数は平均値が 0 で標準偏差が 1 の標準正規分布が確率密度関数になるような乱数を生成する．

【P2-11rand2d_gauss.c (rand2d_gauss 関数)】

```
// *** 2 次元正規分布乱数画像の作成 ***
// float *img;  // 画像データ
// int   nx;    // 画像の幅
// int   ny;    // 画像の高さ
```

第 2 章　モンテカルロシミュレーションの基礎　43

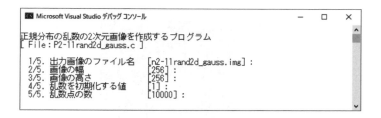

図 2-27　P2-11rand2d_gauss.c を実行した画面

```
// int    nn;   // 乱数点の数
void rand2d_gauss(float *img, int nx, int ny, int nn)
{
    int     i, ix, iy;
    double  fwhm = nx / 4; // 正規分布の半値幅
    double  sig = fwhm / (2 * sqrt(2 * log(2.0))); // 標準偏差

    // 画像の初期化
    for (i = 0; i < nx*ny; i++)
        img[i] = 0;

    // 乱数座標点を表示する画像の作成
    for (i = 0; i < nn; i++)
    {
        ix = (int)(sig * rangas() + nx / 2);
        iy = (int)(sig * rangas() + ny / 2);
        if (0 <= ix && ix < nx && 0 <= iy && iy < ny) // 画像領域内
            img[iy * nx + ix] += 1;
        else
            i--; // 画像領域を外れた場合はカウントせずにやり直し
    }
}
```

rangas 関数を利用して，確率密度関数が正規分布になるような乱数の 2 次元画像を作成する．正規分布の半値幅（FWHM：full width half maximum）を指定して，それから標準偏差を求めている．rangas 関数に標準偏差を掛けることで，指定した標準偏差のガウス乱数が生成される．
　このプログラムを実行した結果を図 2-27 に示す．また，乱数点を 10,000 点にして行った結果の画像を図 2-28 に示す．点の分布が正規分布の形で広がっているのが見られる．

　このプログラムでは単純に標準正規分布における累積分布関数の逆関数を近似して用いているが，標準正規分布に従う乱数の生成法として有名な方法にボックス＝ミュラー法がある[5]．その発想は，2 つの独立した 0〜1 の間の一様確率密度関数 U_1 と U_2 に対し，以下の 2 つの乱数 X_1 と X_2 を

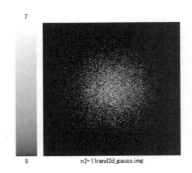

図2-28 2次元ガウス関数で広がった乱数点の画像
（対数調のグレーバーで表示）

$$X_1 = \sqrt{-2\ln U_1} \cos 2\pi U_2$$
$$X_2 = \sqrt{-2\ln U_1} \sin 2\pi U_2$$
(2-16)

としたとき，この2つの乱数は平均が0で分散が1の標準正規分布に従うことである．その方法で乱数を生成する関数を以下に示す[6]．

【P2-12rand2d_gauss2.c (gasdev 関数)】

```c
// *** ガウス乱数の生成（標準正規分布型乱数）***
// （ボックス＝ミュラー法）
double gasdev(void)
{
    double        fac, rsq, v1, v2;
    static int    iset = 0;
    static double gset = 0.0;

    if (iset == 0)
    {
        do // 中心点を除いた半径1の円内
        {
            v1 = 2 * dxor128() - 1;
            v2 = 2 * dxor128() - 1;
            rsq = v1 * v1 + v2 * v2;
        } while (rsq >= 1.0 || rsq == 0.0);
        fac = sqrt(-2 * log(rsq) / rsq);
        gset = v1 * fac;
        iset = 1;
        return v2 * fac;
    }
```

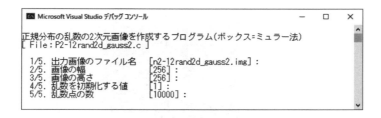

図 2-29　P2-12rand2d_gauss2.c を実行した画面

```
        else
        {
            iset = 0;
            return gset;
        }
    }
```

この関数では，0～1の一様な乱数を単位円内で求めている．v1をx座標，v2をy座標と考えると$R^2 = v1^2 + v2^2$から単位円内のR^2は0～1の一様乱数とみなせる．このR^2をU_1に置き換えられる．さらに，Rを利用すると

$$v1 / R = \cos 2\pi U_2 \qquad (2\text{-}17)$$
$$v2 / R = \sin 2\pi U_2$$

と置き換えられる．これらを（2-16）式に代入すると

$$X_1 = \sqrt{-2\ln R^2} \cdot v1/R = v1\sqrt{-2(\ln R^2)/R^2} \qquad (2\text{-}18)$$
$$X_2 = \sqrt{-2\ln R^2} \cdot v2/R = v2\sqrt{-2(\ln R^2)/R^2}$$

となる．一度に2つの独立した乱数が生成されるので，1回目は両方を算出し，その片方の値を返している．2回目は前に算出した値をそのまま返している．その次は新たに乱数を生成する．

このプログラムを実行した結果を図2-29に示す．また，乱数点を10,000点にして行った結果の画像を図2-30に示す．図2-28に示した近似を使った画像では近似がやや広がっているのに対し，図2-30のボックス＝ミュラー法での結果は図2-28に比べて点が少し狭まって，より正確な正規分布を表している．

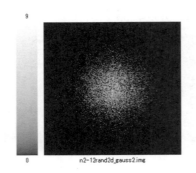

図2-30　2次元ガウス関数で広がった乱数点の画像（ボックス＝ミュラー法）
（対数調のグレーバーで表示）

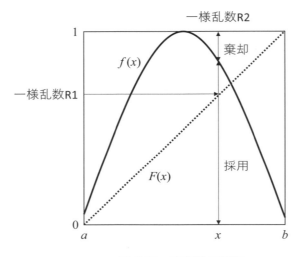

図2-31　棄却法の原理

2.4.2　棄却法

棄却法は，累積分布関数の逆関数がわかっている関数を利用して，対象となる確率密度関数との確率の違いから一様乱数を利用して乱数点を求める方法である．一般的に累積分布関数の逆関数がわかっている例としては一様関数が用いられる．基本的な流れは，図2-31に示すように，範囲が a から b の間の一様関数の累積分布関数を $F(x)$ とすると

$$F(x) = (x-a)/(b-a) \tag{2-19}$$

となり，その関数を範囲が0～1の一様乱数R1によって置き換えて x の一点を求めると

$$x = (b-a)\cdot R1 + a \tag{2-20}$$

となる．乱数として求めたい確率密度関数の最大値を1にする規格化を行った関数を $f(x)$ とすると，改めて範囲が0～1の一様乱数R2を作成して

$$R2 \leq f(x) \tag{2-21}$$

のときにその乱数点を採用し，それ以外は最初に戻ってやり直す．これを繰り返すと，求めたい確率密度関数に従った乱数が生成される．

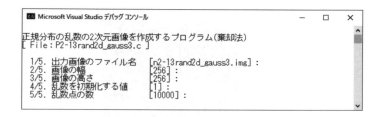

図 2-32　P2-13rand2d_gauss3.c を実行した画面

【P2-13rand2d_gauss3.c (gasrej 関数) 】

```
// *** ガウス乱数の生成（標準正規分布型乱数）***
// （棄却法 ; Rejection Method）
double gasrej(void)
{
    double    a = -4.0, b = 4.0; // ± 4 σ の間で計算する
    double    R1, R2; // 一様乱数
    double    x, fx;  // x の値とそれに対する f(x) の値

    while (1) // 条件が成り立つまで繰り返す
    {
        R1 = dxor128();
        x = (b - a) * R1 + a;
        fx = exp(-x * x / 2); // 標準正規分布の最大値を 1 にした関数
        R2 = dxor128();
        if (R2 <= fx) return x;
    }
}
```

棄却法ではあらかじめ範囲を決めておく必要があるので，この関数では標準正規分布の ± 4 の間で計算することにしている．標準正規分布で ± 4 の間に入る確率は，0.99937 となるので問題ないと思われる．標準正規分布の最大値を 1 にした関数は

$$f(x) = \exp(-x^2 / 2) \tag{2-22}$$

となる．（2-19）式から（2-22）式を利用して，このコードは組み立てられている．

このプログラムを実行した結果を図 2-32 に示す．また，乱数点を 10,000 点にして行った結果の画像を図 2-33 に示す．図 2-30 のボックス＝ミュラー法での結果とほぼ同じ分布を示している．

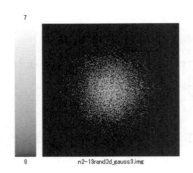

図 2-33 2次元ガウス関数で広がった乱数点の画像（棄却法）
（対数調のグレーバーで表示）

2.4.3 合成棄却法

合成棄却法は，直接法と棄却法を加法定理で結合した確率分布の関数を利用する方法である．確率分布の関数を $f(x)$ としたとき

$$f(x) = \sum_k r_k f_k(x) \tag{2-23}$$

で表され，$f_k(x)$ の乱数が容易に生成させるときに

$$P(k) = r_k / \sum_k r_k \tag{2-24}$$

を利用して番号 k を選び，$f_k(x)$ に従う乱数 η を生成する方法を合成法という．さらに，それぞれの $f_k(x)$ に範囲が $0 \sim 1$ の関数 $g_k(x)$ を掛け合わせて

$$f(x) = \sum_k r_k f_k(x) g_k(x) \tag{2-25}$$

とする．この $f(x)$ に従う乱数は，番号 k を選び $f_k(x)$ に従う乱数 η を生成した後に，$0 \sim 1$ の範囲の一様乱数 R を作成し

$$R < g_k(\eta) \tag{2-26}$$

という条件で乱数を採用することで求められる．この方法を合成棄却法という．

2.5　モンテカルロシミュレーション（円周率）

この節ではモンテカルロシミュレーションの導入で数多く行われている円周率の計算方法について解説する．この方法は正方形とそこに内接する円の面積比から円周率を求めている．面積比を出せばいいので，モンテカルロシミュレーションの前に単純に画像を等間隔に分割して面積を求める方法を考える．計算には図 2-34 に示すように正方領域の画像とそこに内接する 1/4 円を利用する．正方形の一辺の長さを 1 と仮定すると，正方形の面積は 1 となる．一方，その正方形に内接する 1/4 円の面積は $\pi/4$ となる．一辺 1 の正方形の面積に対する 1/4 円の面積比が求まれば，それを 4 倍することで円周率 π が求められる．

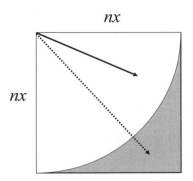

図 2-34　正方領域と内接する 1/4 円

【P2-14sample_pi.c (sample_pi 関数)】

```
// *** 円周率の算出（等分割）***
// int    nx;    // 分割数
void sample_pi(int nx)
{
    int    i, j, po;
    double  x, y, r2, pi, count_in;

    // 座標点から半径 1 の 1/4 円内の数を算出
    count_in = 0;
    for (i = 0; i < nx; i++)
    {
        if (i % (nx / 20) == 0)
            fprintf(stderr, "\r calculation [%d%%]", (i+1) / (nx / 20) * 5);
        y = i / (double)nx; // 高さを 1 にする
        for (j = 0; j < nx; j++)
        {
            x = j / (double)nx; // 幅を 1 にする

            // 座標 (x,y) から原点までの距離の二乗
            r2 = x*x + y*y;

            // 半径 1 以内であればカウントする
            if (r2 <= 1.0) count_in++;

        }
    }
    fprintf(stderr, "\r calculation[%d%%]\n", 100);
```

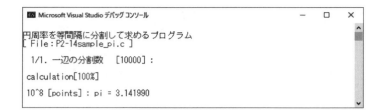

図 2-35　P2-14sample_pi.c を実行した画面（一辺を 10,000 分割）

```
    // 点の総数（10 のべき乗）
    po = (int)log10((double)nx*nx);

    // 円周率πの算出
    pi = 4.0*count_in / ((double)nx*nx);
    printf( "¥n 10^%d [points] : pi = %f¥n¥n", po, pi);
}
```

画像の幅と高さをそれぞれ nx 分割すると仮定する．画像は nx×nx 分割になるので，正方形内の画素の総数は nx×nx 画素となる．円については，正方形内の座標 (x, y) を 1 点ずつ求め，それが円内にあるときの画素数を数え上げる．具体的には原点までの距離の二乗である r2 を求めて，それが円の半径の 1 以内であれば count_in に 1 を加えている．分割数が多くなると計算に時間がかかるので，画面にカウンタを表示するようにしている．カウンタは一番外側の繰り返しに対して 20 で分けた 5％ずつ表示している．「stderr」のエラー表示を使うことで計算に割り込んで画面に表示されるので，リアルタイムのカウントが表示される．点の総数はべき乗表示とし，円周率の概算値を正方形と 1/4 円の画素比の 4 倍「4.0*count_in / ((double)nx*nx)」で計算している．

このプログラムを実行した結果を図 2-35 に示す．一辺の分割数を 10,000 に設定しているので，総画素数が 10^8 になる．この時の円周率の概算値は 3.141990 となる．表 2-6 に 100 分割から 100,000 分割までの円周率の概算値をまとめてある．この表の総画素数と円周率の概算値を目安にして，次のモンテカルロシミュレーションをみていく．

【P2-15montecalro_pi.c (montecalro_pi 関数)】

```
// *** 円周率の算出（モンテカルロシミュレーション）***
//  int    nn;    // 乱数点の数
void mc_pi(long long nn)
{
    long long  i, count_in, count_out;
    int        po;
    double     x, y, r2;

    // 乱数座標点から半径 1 の 1/4 円内の数を算出
```

第 2 章　モンテカルロシミュレーションの基礎　51

表2-6　一辺の分割数とそこから計算した円周率の概算値

一辺の分割数	総画素数	円周率の概算値
100	10^4	3.181200
1,000	10^6	3.145544
10,000	10^8	3.141990
100,000	10^{10}	3.141633

```
count_in = 0;
count_out = 100;
po = 2;
for (i = 0; i < nn; i++)
{
    // 乱数で x 座標と y 座標を求める
    x = dxor128();
    y = dxor128();

    // 座標 (x,y) から原点までの距離
    r2 = x*x + y*y;

    // 半径 1 以内であればカウントする
    if (r2 < 1.0) count_in++;

    // 100 以上の 10 のべき乗数のとき表示
    if (i + 1 == count_out)
    {
        // 円周率 π の算出
        double pi = 4.0*count_in / (i + 1);
        fprintf(stderr, " 10^%d [points] : pi = %f\n", po++, pi);
        count_out *= 10;
    }
}
```

基本的な計算方法は等分割のときと同じである．x 座標と y 座標を 0 ～ 1 の乱数で求めている．乱数を求めた回数が i+1，原点までの距離の二乗が 1 以内の場合のカウント数が count_in となるので，円周率の概算値は「4.0*count_in / (i + 1)」で求めている．このプログラムでは，総数が 10 のべき乗になるときに概算値を表示するようにしている．この関数で使っている long long 型は**表2-2** にも記載されているが，8 バイトの整数なので，大きな数にも対応する．

　このプログラムを実行した結果を**図2-36** に示す．乱数のパターン数を指定して実行されるようにしている．**図2-36** では 2 パターンの結果が表示されているが，等分割の結果と比較すると，同じ総数に

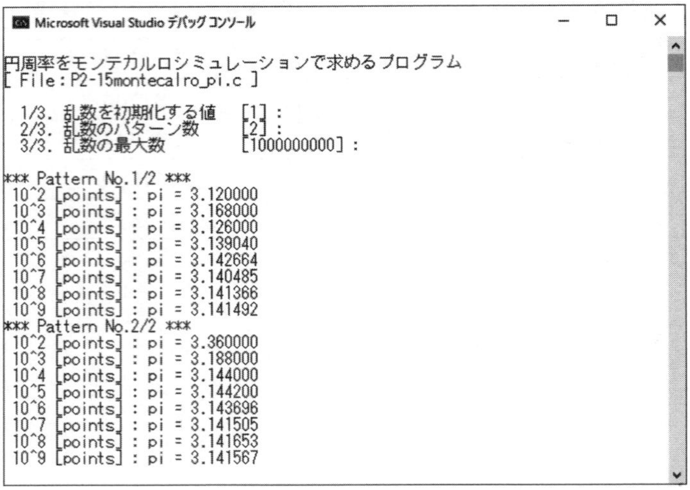

52 C言語によるモンテカルロシミュレーションの基礎と画像再構成への応用

```
Microsoft Visual Studio デバッグ コンソール                    —   □   ×

円周率をモンテカルロシミュレーションで求めるプログラム
[ File : P2-15montecalro_pi.c ]

 1/3. 乱数を初期化する値   [1] :
 2/3. 乱数のパターン数    [2] :
 3/3. 乱数の最大数      [1000000000] :

*** Pattern No.1/2 ***
10^2 [points] : pi = 3.120000
10^3 [points] : pi = 3.168000
10^4 [points] : pi = 3.126000
10^5 [points] : pi = 3.139040
10^6 [points] : pi = 3.142664
10^7 [points] : pi = 3.140485
10^8 [points] : pi = 3.141366
10^9 [points] : pi = 3.141492
*** Pattern No.2/2 ***
10^2 [points] : pi = 3.360000
10^3 [points] : pi = 3.188000
10^4 [points] : pi = 3.144000
10^5 [points] : pi = 3.144200
10^6 [points] : pi = 3.143696
10^7 [points] : pi = 3.141505
10^8 [points] : pi = 3.141653
10^9 [points] : pi = 3.141567
```

図 2-36　P2-15montecalro_pi.c を実行した画面

おいてどちらの値もモンテカルロシミュレーションの方が多少良い値となっている.

参考文献

1) Marsaglia G. Xorshift RNGs. Journal of Statistical Software, 8, 1-9, 2003.

2) Matsumoto M, Nishimura T. Mersenne twister: A 623-dimensionally equidistributed uniform pseudorandom number generator. ACM Trans. on Modeling and Computer Simulation, 8 (1), 3-30, January 1998.

3) Matsumoto M, Saito M. SIMD-oriented fast Mersenne twister: a 128-bit pseudorandom number generator. Proceeding of MCQMC, 2006.

4) Strecok AJ. On the Caluculation of the Inverse of the Error Function. Math. Comp. 22, 144-158, 1968.

5) Box GEP, Muller ME. A note on the generation of random normal deviates. Ann. Math. Statist. 29, 610-611, 1958.

6) Press WH, et al. Numerical Recipes in C. The Art of Scientific Computing Second Edition. Cambridge Univ. Press, 1992.

第3章

放射線計測への適用

　この章では，放射線計測にモンテカルロシミュレーションを導入していく手順を順を追って解説する．乱数については，前章で解説した xor128 関数をベースに作成した dxor128 関数を利用する．この乱数は，速度と統計的性能に優れている疑似乱数生成関数であり，生成範囲を [0, 1] としている．光子との相互作用には，光電効果，干渉性散乱（レイリー散乱），非干渉性散乱（コンプトン散乱）と電子対生成がある．水の場合の光子エネルギーに対するそれぞれの相互作用の割合については既に**図 1-1** に示した．医療に使われる放射線のエネルギー帯（1 MeV 未満）において電子対生成はほとんど起こらないので，今回のプログラムからは省くことにする．光電効果は光子の吸収に関わるものとし，散乱においては干渉性散乱と非干渉性散乱を考慮する．

3.1　光子の自由行程長

　被写体に対して光子の吸収と散乱を計算するにあたって，最初に光子が被写体に入ったらどこまで進むかの自由行程長を計算する．光子の自由行程長を d とし，自由行程長が最大になる $d_{\max}$ のうち d だけ移動する累積分布関数は線減弱係数を用いて，以下のように求められる．

$$F(d) = \int_0^d e^{-\mu x} dx \,/ \int_0^{d_{\max}} e^{-\mu x} dx \tag{3-1}$$

ここで，光子の最大光路長 $d_{\max}$ を有限にしてしまうと，被写体が薄い場合や高エネルギー光子を用いた場合に統計的誤差が大きくなってしまう．そこで，$d_{\max}$ を無限として考えることで統計精度を向上させることができる．よって，（3-1）式は以下のように変形される．

$$
\begin{aligned}
F(d) &= \int_0^d e^{-\mu x} dx \,/ \int_0^{\infty} e^{-\mu x} dx \\
&= -\frac{1}{\mu}[e^{-\mu d} - 1] \,/\, (-\frac{1}{\mu}[0 - 1]) \\
&= 1 - e^{-\mu d}
\end{aligned}
\tag{3-2}
$$

この累積分布関数からそのもととなる確率密度関数に従う乱数を作成するには，生成範囲を d とした一様乱数 R を累積分布関数 $F(d)$ に置き換えて，直接法を用いて

$$d = -\frac{1}{\mu}\ln(1 - R) = -\frac{1}{\mu}\ln(R) \tag{3-3}$$

と表す．ここで，一様乱数 R は [0,1] の範囲なので 1−R は一様乱数 R に置き換えて差し支えない．

【P3-01freepath.c (freepath 関数)】

```
// *** 光子の自由行程長 ***
// double  mu; // 被写体の線減弱係数μ（1/cm）
```

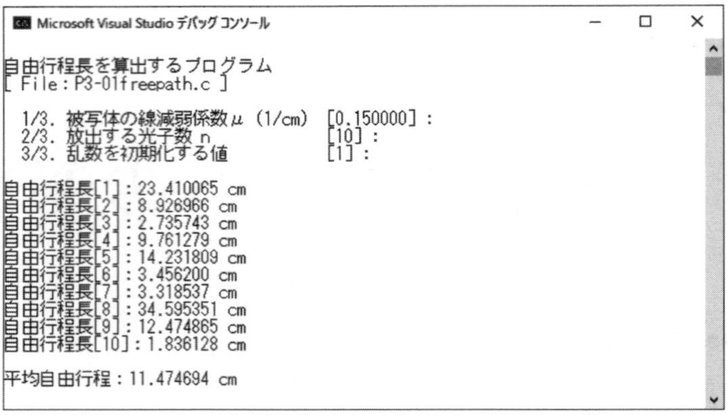

54　C言語によるモンテカルロシミュレーションの基礎と画像再構成への応用

```
┌─────────────────────────────────────────────────────────────┐
│ ▣ Microsoft Visual Studio デバッグ コンソール      ─   □   ×  │
├─────────────────────────────────────────────────────────────┤
│ 自由行程長を算出するプログラム                                 │
│ [ File:P3-01freepath.c ]                                     │
│                                                              │
│   1/3. 被写体の線減弱係数μ (1/cm)  [0.150000] :                │
│   2/3. 放出する光子数 n             [10] :                     │
│   3/3. 乱数を初期化する値           [1] :                      │
│                                                              │
│ 自由行程長[1] : 23.410065 cm                                  │
│ 自由行程長[2] : 8.926966 cm                                   │
│ 自由行程長[3] : 2.735743 cm                                   │
│ 自由行程長[4] : 9.761279 cm                                   │
│ 自由行程長[5] : 14.231809 cm                                  │
│ 自由行程長[6] : 3.456200 cm                                   │
│ 自由行程長[7] : 3.318537 cm                                   │
│ 自由行程長[8] : 34.595351 cm                                  │
│ 自由行程長[9] : 12.474865 cm                                  │
│ 自由行程長[10] : 1.836128 cm                                  │
│                                                              │
│ 平均自由行程 : 11.474694 cm                                    │
└─────────────────────────────────────────────────────────────┘
```

図 3-1　P3-01freepath.c を実行した画面

表 3-1　放出する光子数と平均自由行程長

放出する光子数	平均自由行程
10	11.474694 cm
10^2	7.140656 cm
10^3	6.792630 cm
10^4	6.694162 cm
10^5	6.653484 cm
10^6	6.672327 cm
10^7	6.664557 cm
10^8	6.666943 cm

```
double freepath(double mu)
{
    double  d; // 自由行程長
    // 自由行程長の計算
    d = -1 / mu*log(dxor128());
    return d;
}
```

自由行程長の計算は，引数として線減弱係数を変数 mu に代入し，一様乱数に dxor128() を使用して行っている．C言語では，自然対数 ln が log 関数として用意されている．計算した自由行程長を戻り値として利用する．

　このプログラムを実行した結果を図3-1 に示す．自由行程長を複数回計算して，その平均である平均自由行程を表示している．平均自由行程 l は理想的には

$$l = \mu^{-1} \tag{3-4}$$

で表される．よって，$\mu = 0.15$ の場合，$l = 6.666\cdots$ となる．このプログラムの放出する光子数を増やして，平均自由行程を算出すると表3-1 のようになる．光子数を増やして平均を計算すると理想的な値に近づくことが確認できる．

3.2 相互作用の決定

断面積や線減弱係数は物質とエネルギーによって変化するので，ここでは対象を水に固定して，エネルギーは入力するものと考える．光子のエネルギーと断面積の関係は，図1-1を参考にあらかじめ配列に入力しておく．エネルギーは 1 MeV までとし，その場合電子対生成は起こらないので省略する．配列は，横軸のエネルギー，それに対応した干渉性散乱，非干渉性散乱，および光電効果の断面積を作成する．指定されたエネルギーに対して，それぞれの断面積を線形補間から算出する関数を以下に示す．

【P3-02interaction.c (reference_linear 関数)】

```
// エネルギーから線形補間して断面積を計算する
// double E;  // 光子のエネルギー
// double en; // エネルギー配列
// double dn; // 断面積配列
double reference_linear(double E, double* en, double* dn)
{
    int    i;
    double sg = 0; // 算出した断面積

    // 線形補間位値の算出
    for (i = 0; i < 25; i++)
    {
        if (E - en[i] <= 0) break;
    }

    if (i > 0 && i < 25) // 線形補間で断面積を算出
        sg = dn[i - 1] + ((dn[i] - dn[i - 1]) * ((E - en[i - 1]) / (en[i] - en[i - 1])));

    return sg;
}
```

エネルギーと断面積の配列には飛び飛びの値が入力されているので，算出したいエネルギーの補間すべき位置を for 文の繰り返しで割り出している．補間すべき位置が求まったら，エネルギーと断面積の隣り合う要素の値から線形補間で断面積を算出している．それぞれの断面積を算出したら $\mu = \tau + \sigma_{coh} + \sigma_{incoh}$ より線減弱係数 μ を求める．ここで，τ は光電効果の断面積，σ_{coh} は干渉性散乱の断面積，そして σ_{incoh} は非弾性散乱の断面積である．断面積の合計は，質量減弱係数となるが，水の密度は 1 g/cm³ なので線減弱係数と等しくなる．線減弱係数 μ から自由行程長 d を算出し，光子が被写体に対して透過するかを選択する．被写体内で吸収と散乱を受けずに減弱しなかったプライマリ光子は，自由行程長 d が被写体の長さ t を超えた時に検出される．よって，$d > t$ のとき光子は被写体を透過したと考える．透過しなかった場合は，何らかの相互作用が起こったことになる．相互作用は3つで，それぞれの断面積が発生の割合を表しているので，まずは一様乱数 R[0, μ] を生成する．その上で以下のように相互作用を決定する．

56　C言語によるモンテカルロシミュレーションの基礎と画像再構成への応用

$R[0, \mu] < \tau$：光電効果

$\tau < R[0, \mu] < \tau + \sigma_{coh}$：干渉性散乱

other：非干渉性散乱

入射光子のエネルギーと被写体（水）の長さに対して，光子の通過 (0)，吸収 (1)，干渉性散乱 (2) と非干渉性散乱 (3) を区別する関数を以下に示す．

【P3-02interaction.c (interaction 関数)】

```
// *** 相互作用の選択（水）***
// double  eg;  // 入射光子のエネルギー (keV)
// double  t;   // 被写体の長さ t（cm）
// double  mu;  // 線減弱係数
// double  dpe; // 光電効果の断面積
// double  dsc; // 干渉性散乱の断面積
int interaction(double eg, double t, double mu, double dpe, double dsc)
{
     double  d;  // 自由行程長

     // 自由行程長の計算
     d = -1 / mu*log(1 - dxor128());

     if (d > t) return 0; // 光子が透過
     else
     {  // 吸収と散乱の判断
          double r = mu*dxor128(); // 一様乱数 R[0, mu]
          if (r < dpe)
               return 1; // 光子が吸収
          else if (r < dpe + dsc)
               return 2; // 光子が干渉性散乱
          else
               return 3; // 光子が非干渉性散乱
     }
}
```

入射光子のエネルギーが 100 keV，被写体の長さが 10 cm のときに放出光子 10^6 個に対してプログラムを実行した結果を図3-2 に示す．線減弱係数は，約 0.17 cm^{-1} となった．透過する光子数は 180199 であり，透過の割合は約 18.0% であった．光電効果で吸収された光子数は 13211 であったので，吸収の割合は約 1.3% であった．干渉性散乱は 25855 で約 2.6%，非干渉性散乱は 780735 で約 78.1% であった．入射光子のエネルギーを 100 keV に固定して，被写体の長さを 1 cm から 25 cm まで 1 cm ごとに変化させて検出された光子数の割合を求めたグラフを図3-3 に示す．点線は以下に示す透過の理論値を示している．

$$p(t) = e^{-\mu t}$$

(3-5)

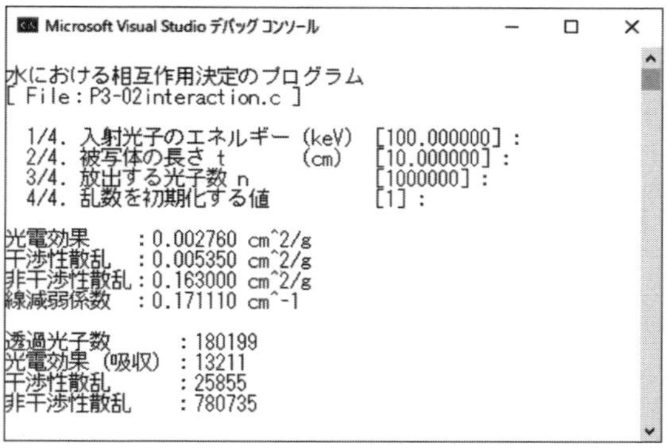

図 3-2　P3-02interaction.c を実行した画面

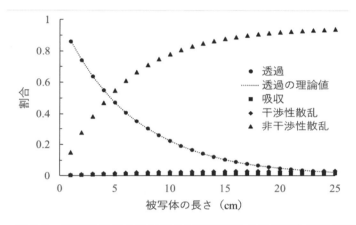

図 3-3　被写体の長さに対する減弱の割合の計算値と理論値の比較

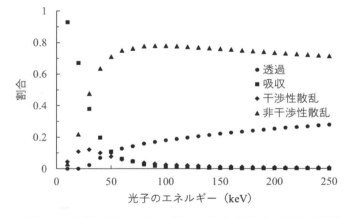

図 3-4　入射光子のエネルギーに対する減弱の割合の比較

図 3-3 において，透過の計算値は理論値にほぼ一致している．また，被写体の長さを 10 cm に固定して，入射光子のエネルギーを 10 keV から 250 keV まで 10 keV ごとに変化させて検出された光子数の割合を求めたグラフを図 3-4 に示す．図 1-1 のエネルギーに対する相互作用の割合に沿ったグラフになっている．

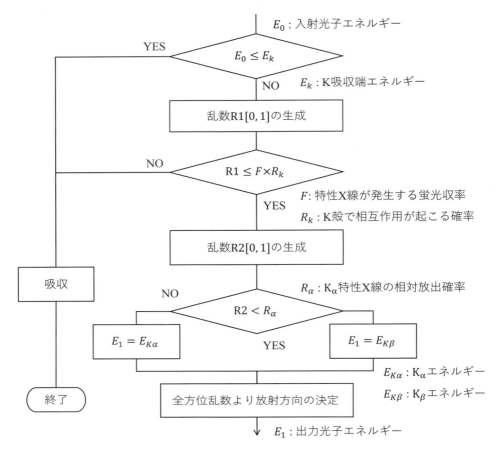

図 3-5　光電効果が起こった場合の処理

3.3　光電効果

　光電効果が起こった場合の処理の流れを**図 3-5**に示す．光電効果では基本的には吸収とみなすが，特性 X 線が起こる場合があるので，それも考慮に入れた流れを示している．ここでの特性 X 線は K 殻の電子がはじき出されたときに，L 殻から電子が落ちてくるときに発生する蛍光 X 線（K_α線）と M 殻から電子が落ちてくるときに発生する蛍光 X 線（K_β線）のみを考慮している．入射光子エネルギーが対象となる物質の吸収端エネルギーより低い場合はすべて吸収とみなす．吸収端エネルギーは元素によって異なり，一般的に原子番号が大きいほど吸収端エネルギーは大きくなる．元素ごとの K 殻の吸収端エネルギーを**表 3-2**に示す[1]．K 殻で相互作用が起こる確率は，光子が十分にエネルギーを持っている場合に最も大きくなる．よって，今回はすべて K 殻で起こったとみなして計算した．特性 X 線に関する蛍光収率を**図 3-6**に示す[2]．蛍光収率とオージェ電子の放出確率は両者を加えると 1 になる関係にある．原子番号の小さい元素では，特性 X 線の放出の確率よりオージェ電子の放出の確率が高い．逆に原子番号の大きい元素では，特性 X 線の放出の確率がオージェ電子の放出の確率より高い．また，K_α と K_β のエネルギーと対比強度を**表 3-3**に示す[3]．

表 3-2 元素ごとの K 殻の吸収端エネルギー

Z	Element	K(eV)	Z	Element	K(eV)	Z	Element	K(eV)	Z	Element	K(eV)	Z	Element	K(eV)
1	H	13.6	21	Sc	4492.8	41	Nb	18983.0	61	Pm	45184.0	81	Tl	85530.4
2	He	24.6	22	Ti	4966.4	42	Mo	20000.4	62	Sm	46834.2	82	Pb	88004.5
3	Li	54.7	23	V	5463.8	43	Tc	21044.0	63	Eu	48519.0	83	Bi	90525.9
4	Be	111.7	24	Cr	5989.0	44	Ru	22117.2	64	Gd	50239.1	84	Po	93105.0
5	B	188.0	25	Mn	6537.7	45	Rh	23220.0	65	Tb	51995.7	85	At	95729.9
6	C	284.2	26	Fe	7110.8	46	Pd	24352.6	66	Dy	53788.5	86	Rn	98404.0
7	N	409.9	27	Co	7708.8	47	Ag	25515.6	67	Ho	55617.7	87	Fr	101137.0
8	O	543.1	28	Ni	8331.5	48	Cd	26713.3	68	Er	57485.5	88	Ra	103921.9
9	F	696.7	29	Cu	8980.5	49	In	27940.4	69	Tm	59389.6	89	Ac	106755.3
10	Ne	870.2	30	Zn	9660.8	50	Sn	29200.4	70	Yb	61332.3	90	Th	109650.9
11	Na	1070.8	31	Ga	10367.1	51	Sb	30490.5	71	Lu	63313.8	91	Pa	112601.4
12	Mg	1303.0	32	Ge	11103.1	52	Te	31813.8	72	Hf	65350.8	92	U	115606.1
13	Al	1559.6	33	As	11866.7	53	I	33169.4	73	Ta	67416.4			
14	Si	1838.9	34	Se	12657.8	54	Xe	34561.6	74	W	69525.0			
15	P	2145.5	35	Br	13473.7	55	Cs	35984.6	75	Re	71676.4			
16	S	2472.0	36	Kr	14323.9	56	Ba	37440.6	76	Os	73870.8			
17	Cl	2822.4	37	Rb	15199.7	57	La	38924.6	77	Ir	76111.0			
18	Ar	3205.9	38	Sr	16104.6	58	Ce	40443.0	78	Pt	78394.8			
19	K	3608.4	39	Y	17036.6	59	Pr	41990.6	79	Au	80724.9			
20	Ca	4038.5	40	Zr	17995.9	60	Nd	43568.9	80	Hg	83102.3			

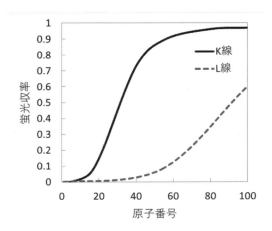

図 3-6 K 線と L 線の蛍光収率

60　C言語によるモンテカルロシミュレーションの基礎と画像再構成への応用

表 3-3　元素に対する特性放射線

Z	Element	Kα	Kβ	Z	Element	Kα	Kβ	Z	Element	Kα	Kβ
4	Be	0.109		24	Cr	5.411	5.946 (12)	44	Ru	19.233	21.646 (16)
5	B	0.183		25	Mn	5.894	6.489 (13)	45	Rh	20.165	21.712 (16)
6	C	0.277		26	Fe	6.398	7.057 (13)	46	Pd	21.121	23.806 (17)
7	N	0.392		27	Co	6.924	7.648 (13)	47	Ag	22.101	24.928 (17)
8	O	0.525		28	Ni	7.471	8.263 (13)	48	Cd	23.106	26.081 (18)
9	F	0.677		29	Cu	8.040	8.904 (13)	49	In	24.136	27.260 (18)
10	Ne	0.848		30	Zn	8.630	9.570 (13)	50	Sn	25.191	28.467 (19)
11	Na	1.041		31	Ga	9.241	10.262 (14)	51	Sb	26.271	29.396 (19)
12	Mg	1.253		32	Ge	9.874	10.978 (14)	52	Te	27.468	30.974 (19)
13	Al	1.486		33	As	10.530	11.722 (15)	53	I	28.607	32.272 (19)
14	Si	1.739		34	Se	11.207	12.494 (16)	54	Xe	29.774	33.600 (20)
15	P	2.013		35	Br	11.907	13.289 (16)	55	Cs	30.968	34.960 (20)
16	S	2.307	2.465 (7)	36	Kr	12.631	14.107 (16)	56	Ba	32.188	36.354 (21)
17	Cl	2.621	2.815 (5)	37	Rb	13.373	14.956 (16)	57	La	33.436	37.771 (21)
18	Ar	2.957	3.190 (10)	38	Sr	14.140	15.830 (16)	58	Ce	34.714	39.223 (21)
19	K	3.312	3.589 (10)	39	Y	14.931	16.731 (17)	59	Pr	36.020	40.771 (21)
20	Ca	3.690	4.012 (10)	40	Zr	15.744	17.660 (18)	60	Nd	37.355	
21	Sc	4.088	4.460 (13)	41	Nb	16.581	18.729 (8)	61	Pm	38.718	
22	Ti	4.508	4.931 (13)	42	Mo	17.441	19.599 (17)	62	Sm	40.111	
23	V	4.949	5.426 (13)	43	Tc	18.325	20.608 (16)	63	Eu		

※ 単位はkeV，（）内の数字は主放射線との対比強度

【P3-03photoelectric.c (photoelectric 関数)】

```c
// *** 光電効果 ***
// double  *th;  // 散乱角 θ の出力 (radian)
// double  *ph;  // 方位角 φ の出力 (radian)
// double  *E1;  // 特性 X 線のエネルギー (keV) の出力（入力と同じ）
// double   E0;  // 光電効果前のエネルギー (keV)
// double  *CX;  // 特性 X 線の定数
void photoelectric(double *th, double *ph, double *E1, double E0, double *CX)
{
    double R1, R2, R3, rr, xy;

    // 戻り値の初期化
    *th = 0; // 散乱角 θ
    *ph = 0; // 方位角 φ
    *E1 = 0; // 特性 X 線のエネルギー

    if (E0 <= CX[0]) return; // 吸収 （K 吸収端）

    R1 = dxor128();
```

```
        if (R1 > CX[1] * CX[2]) return; // 吸収（蛍光収率と K 殻）

        R2 = dxor128();

        // 特性 X 線の Ka と Kb の決定
        if (R2 < CX[3])
            *E1 = CX[4];
        else
            *E1 = CX[5];

        // 全方位からランダムに選択
        while (1)
        {
            R1 = 2 * dxor128() - 1; // x 座標
            R2 = 2 * dxor128() - 1; // y 座標
            R3 = 2 * dxor128() - 1; // z 座標
            rr = R1 * R1 + R2 * R2 + R3 * R3;
            if (rr > 0 && rr < 1) break;
        }
        rr = sqrt(rr);
        xy = sqrt(R1 * R1 + R2 * R2);

        // --- 散乱角 θ の決定 ------------------------
        *th = acos(R3 / rr);

        // --- 方位角 φ の決定 ------------------------
        *ph = acos(R1 / xy);

    }
```

この関数で利用している特性 X 線の定数は以下のように設定した.

```
// 特性 X 線（光電効果）
// CX[0]: 0.543;  // K 吸収端エネルギー (keV)
// CX[1]: 0.002;  // 特性 X 線が発生する蛍光収率
// CX[2]: 1.0;    // K 殻で相互作用が起こる確率
// CX[3]: 1.0;    // Ka の発生確率
// CX[4]: 0.525;  // Ka の光子エネルギー (keV)
// CX[5]: 0.0;    // Kb の光子エネルギー (keV)
```

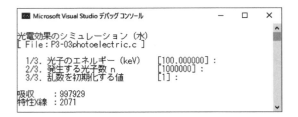

図 3-7　P3-03photoelectric.c を実行した画面

入射光子のエネルギーが 100 keV，光電効果の光子数を 10^6 個に対してプログラムを実行した結果を図 3-7 に示す．被写体に水を仮定したので，酸素のデータで実験を行ったが，吸収が 997929 で特性 X 線が 2071 となった．酸素のように原子番号の小さい元素では，わずかしか特性 X 線が放出されない．

3.4　干渉性散乱（レイリー散乱）

干渉性散乱では運動量の変化が原子全体に伝達するため，光子の方向が変化するのみでエネルギー損失はごくわずかである．したがって今回は，散乱角の計算のみを行い，エネルギーは不変であるとした．散乱の方向は，図 3-8 に示すように散乱角 θ と方位角 ϕ に分けて考える．干渉性散乱の微分断面積は

$$\frac{d\sigma_{coh}}{d\theta} = \frac{d\sigma_{TM}}{d\theta} \cdot F_m^2(x) = \frac{1}{2}r_0^2(1+\cos^2\theta) \cdot 2\pi\sin\theta \cdot F_m^2(x) \tag{3-6}$$

と表される．ここで，$d\sigma_{TM}/d\theta$ はトムソンによる微分断面積，r_0 は古典電子半径（2.817940×10^{-15} m），$F_m(x)$ は物質 m の atomic form factor，x は momentum transfer である．(3-6) 式を利用した散乱角を算出するアルゴリズムは，以下に示す方法を用いた[4]．分布関数 $\Phi(x)$ を

$$\Phi(x) = \int_0^x F_m^2(\xi)\xi d\xi \tag{3-7}$$

とし，$F_m(x)$ のデータ表からあらかじめ求め，参照テーブルを作成する．水の場合の参照テーブルを表 3-4 に示す[5]．分布関数 $\Phi(x)$ は，x と $F_m(x)$ の値から (3-7) 式を用いて算出した値である．分布関数の最大値 Φ_{max} までの範囲で一様乱数 R [0, Φ_{max}] を用いて x（momentum transfer）を求め

$$x(\text{momentum transfer}) = \sin(\theta/2)/\lambda[\text{Å}] \tag{3-8}$$

より $\sin(\theta/2)$ を決定する．λ は光子の波長に相当し，光子のエネルギー E_0（MeV）より

$$\lambda = hc/E_0 \approx 12398.420/E_0 \tag{3-9}$$

と算出する．ここで，h はプランク定数（$6.62607015 \times 10^{-34}$ m^{2}kg/s），c は光速（2.99792458×10^8 m/s）であり，1 eV $= 1.602176634$ J（kg m^2/s^2）より換算する．ただし，λ は Å（オングストローム，10^{-10} m）の単位とする．$\sin(\theta/2)$ から

$$\cos\theta = 1 - \sin^2(\theta/2) \tag{3-10}$$

より $\cos\theta$ を求めておく．ここで一様乱数 R2 [0, 2] を発生させ，以下のように判断する．

　　　R2 $> 1+\cos^2\theta$　　ならばもう一度，一様乱数 R [0, Φ_{max}] からやり直す．
　　　R2 $\leq 1+\cos^2\theta$　　ならば θ を散乱角として決定する．

方位角 ϕ は等確率になるので，一様乱数 R [0, 2π] より決定する．以上のアルゴリズムを図 3-9 に示す．散乱前の光子のエネルギー E_0 を入力して，散乱角 θ と方位角 ϕ ならびに散乱後の光子のエネルギー

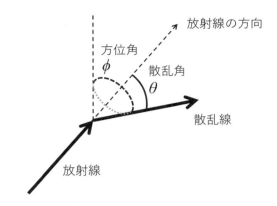

図 3-8　散乱線と散乱角・方位角の関係

表 3-4　水（H_2O）の x（momentum transfer）と atomic form factor $F_m(x)$ および分布関数 $\Phi(x)$

x	$F_m(x)$	$\Phi(x)$	x	$F_m(x)$	$\Phi(x)$
0	1.0000.E+01	0.0000	0.9	1.4825.E+00	3.8834
0.005	9.9963.E+00	0.0012	1	1.3901.E+00	4.0789
0.01	9.9868.E+00	0.0050	1.25	1.1880.E+00	4.5409
0.015	9.9715.E+00	0.0112	1.5	9.9909.E-01	4.9486
0.02	9.9493.E+00	0.0199	2	6.7298.E-01	5.5494
0.025	9.9210.E+00	0.0310	2.5	4.4211.E-01	5.8980
0.03	9.8867.E+00	0.0445	3	3.1860.E-01	6.0963
0.04	9.8003.E+00	0.0783	3.5	1.9521.E-01	6.2058
0.05	9.6913.E+00	0.1210	4	1.5246.E-01	6.2623
0.07	9.4114.E+00	0.2300	5	6.6926.E-02	6.3200
0.09	9.0615.E+00	0.3659	6	3.6513.E-02	6.3352
0.1	8.8657.E+00	0.4422	7	2.1107.E-02	6.3408
0.125	8.3290.E+00	0.6488	8	1.5804.E-02	6.3433
0.15	7.7524.E+00	0.8699	10	5.2016.E-03	6.3456
0.175	7.1628.E+00	1.0948	15	1.2875.E-03	6.3464
0.2	6.5813.E+00	1.3153	20	4.1918.E-04	6.3464
0.25	5.5042.E+00	1.7212	50	1.1390.E-05	6.3465
0.3	4.5883.E+00	2.0685	80	1.8010.E-06	6.3465
0.4	3.2640.E+00	2.5973	100	7.5387.E-07	6.3465
0.5	2.4763.E+00	2.9637	1000	1.4476.E-10	6.3465
0.6	2.0252.E+00	3.2400	1000000	7.8204.E-20	6.3465
0.7	1.7618.E+00	3.4717	1E+09	7.9997.E-29	6.3465
0.8	1.5974.E+00	3.6824			

64　C言語によるモンテカルロシミュレーションの基礎と画像再構成への応用

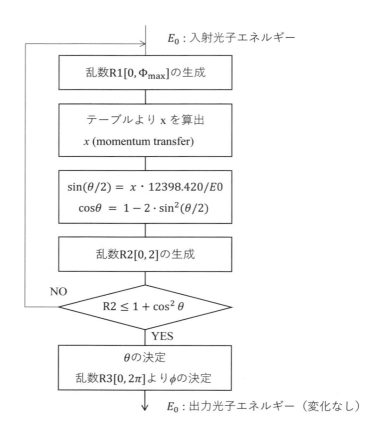

図 3-9　干渉性散乱処理アルゴリズム

E_1 を出力する関数を以下に示す.

【P3-04coherent.c (coherent 関数)】

```
// *** 干渉性散乱（レイリー散乱）***
// double *th;  // 散乱角 θ の出力 (radian)
// double *ph;  // 方位角 φ の出力 (radian)
// double *E1;  // 散乱後のエネルギー (keV) の出力（入力と同じ）
// double  E0;  // 散乱前のエネルギー (keV)
// double *xmt; // atomic form factor を計算するエネルギー x
// double *phi  // atomic form factor を計算する Φ (x) の値
// double  n;   // atomic form factor を計算する配列の要素数
void coherent(double *th, double *ph, double *E1, double E0, double *xmt, double *phi, int n)
{
    double R1, fmax, fmin;
    double x, sin_th_2, cos_th;

    // atomic form factor を max, min からランダムで決定
```

```c
        fmax = phi[n-1];
        fmin = phi[0];

        while (1)
        {
                // 一様乱数 R1[0, Φ max] を生成
                R1 = fmin + (fmax - fmin)*dxor128();

                // x (momentum transfer) を決定
                x = reference_linear(R1, phi, xmt, n);

                // sin( θ /2) の算出 (E0:keV)
                sin_th_2 = x*(12.398420 / E0);

                // 外れ値の処理
                if (sin_th_2 > 1.0) continue;

                // cos θ の算出
                cos_th = 1 - 2 * sin_th_2*sin_th_2;

                // R2[0, 2] と 1+cos^2 θ の比較判定
                if (2 * dxor128() <= 1 + cos_th*cos_th) break;
        }


        // --- 散乱角 θ の決定 ---------------------------------
        *th = 2 * asin(sin_th_2);
        //fprintf(stderr, "R1=%f, x=%f, st2=%f, th=%f¥n", R1, x, sin_th_2, *th*180/PI);

        // --- 方位角 φ は一様乱数 R3[0, 2 π ] より決定 -------------
        *ph = 2 * PI*dxor128();

        // --- 散乱後のエネルギーを決定 -------------------------
        // コヒーレントはほとんどエネルギーを失わないので同じにする
        *E1 = E0;
}
```

P3-04coherent.c は，この関数を利用して散乱角と方位角を算出し，半径を一定にした 3 次元画像の座標に直して点を加えていくプログラムとなっている．実行画面を図 3-10 に示す．また，散乱の発生数を 10^7 個にして作成した画像を図 3-11 に示す．カウントは散乱角が小さいところ（z 軸の上部）に集中している．

66　C言語によるモンテカルロシミュレーションの基礎と画像再構成への応用

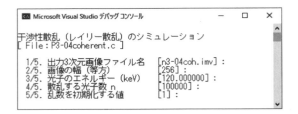

図 3-10　P3-04coherent.c を実行した画面

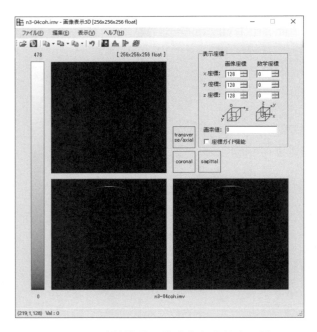

図 3-11　干渉性散乱の散乱角と方位角の様子
（対数調のグレーバーで表示面）

3.5　非干渉性散乱（コンプトン散乱）

　非干渉性散乱とは光子が電子に運動エネルギーを与え，エネルギーの一部を失う現象である．非干渉性散乱の微分断面積は

$$\frac{d\sigma_{incoh}}{d\theta} = \frac{d\sigma_{KN}}{d\theta} \cdot S_m(x) \tag{3-11}$$

と表される．ここで，$d\sigma_{KN}/d\theta$ は Klein-Nishina による微分断面積，$S_m(x)$ は物質 m の incoherent scattering function であり，x は入射光子のエネルギーと散乱光子偏向角に依存する運動量伝達変数（momentum transfer）で (3-8) 式より求められる．Klein-Nishina の微分断面積は

$$\frac{d\sigma_{KN}}{d\theta} = \frac{1}{2} r_0^2 \cdot \left(\frac{E_1}{E_0}\right)^2 \left(\frac{E_0}{E_1} + \frac{E_1}{E_0} - \sin^2\theta\right) \tag{3-12}$$

と表される．ここで，E_0 は散乱前の光子エネルギー，E_1 は散乱後の光子エネルギーである．この相互作用による散乱角 θ と散乱エネルギー E_1 は，Kaln 法による非干渉性散乱処理法より求める[6]．電子の静止エネルギー（$m_0 c^2$）あたりの光子のエネルギー E_0, E_1 をそれぞれ α, α' とすると

$$\alpha = \frac{E_0}{m_0 c^2} \tag{3-13}$$

$$\alpha' = \frac{E_1}{m_0 c^2} \tag{3-14}$$

となる．これを使って（3-12）式を変形すると

$$\frac{d\sigma}{d\mu} = 2\pi r_0^2 \cdot \left(\frac{\alpha'}{\alpha}\right)^2 \left(\frac{\alpha}{\alpha'} + \frac{\alpha'}{\alpha} - 1 + \mu^2\right) \tag{3-15}$$

と表される．ここで，$\mu = \cos\theta$ である．このとき

$$E_1 = \frac{E_0}{1 + \alpha(1 - \cos\theta)} \tag{3-16}$$

または

$$\alpha' = \frac{\alpha}{1 + \alpha(1 - \mu)} \tag{3-17}$$

という関係がある．この式より

$$\mu = 1 - \frac{\alpha/\alpha' - 1}{\alpha} \tag{3-18}$$

となる．

　ここで，第 2 章第 4 節で説明した合成棄却法を利用する．そのために（3-15）式から定数 $2\pi r_0^2$ を取り除いて次のように分解する．

$$f(\varepsilon) = a_1 f_1(\varepsilon) g_1(\varepsilon) + a_2 f_2(\varepsilon) g_2(\varepsilon) \tag{3-19}$$

ここで，$\varepsilon = \alpha/\alpha'$ であり ε の範囲は（$1 \leq \varepsilon \leq 2d+1$）となる．（3-15）式に（3-18）式を代入し，ε を考慮すると

$$f'(\varepsilon) = \left(\frac{1}{\varepsilon}\right)^2 \left\{\varepsilon + \frac{1}{\varepsilon} - 1 + \left(1 - \frac{\varepsilon - 1}{\alpha}\right)^2\right\} \tag{3-20}$$

と表せる．これを以下のように 2 つの項に分ける．

$$f'(\varepsilon) = \left(\frac{1}{\varepsilon} - \frac{1}{\varepsilon^2}\right) + \left(\frac{1}{\varepsilon^2}\right)\left\{\left(1 - \frac{\varepsilon}{\alpha} + \frac{1}{\alpha}\right)^2 + \frac{1}{\varepsilon}\right\} \tag{3-21}$$

この式に係数を掛けて

$$f(\varepsilon) = \frac{2(2\alpha+1)}{\alpha(2\alpha+9)}\left[\left(\frac{1}{\varepsilon} - \frac{1}{\varepsilon^2}\right) + \left(\frac{1}{\varepsilon^2}\right)\left\{\left(1 - \frac{\varepsilon}{\alpha} + \frac{1}{\alpha}\right)^2 + \frac{1}{\varepsilon}\right\}\right] \tag{3-22}$$

とする．これを $a_1 + a_2 = 1$ となるように考えると

$$f(\varepsilon) = \frac{2\alpha+1}{2\alpha+9} \cdot \frac{4}{2\alpha}\left(\frac{1}{\varepsilon} - \frac{1}{\varepsilon^2}\right) + \frac{8}{2\alpha+9} \cdot \frac{2\alpha+1}{4\alpha\varepsilon^2}\left\{\left(1 - \frac{\varepsilon}{\alpha} + \frac{1}{\alpha}\right)^2 + \frac{1}{\varepsilon}\right\} \tag{3-23}$$

68　C言語によるモンテカルロシミュレーションの基礎と画像再構成への応用

と変形できる．この式より（3-19）式のそれぞれの係数は

$$a_1 = \frac{2\alpha + 1}{2\alpha + 9} \tag{3-24}$$

$$f_1(\varepsilon) = \frac{1}{2\alpha} \tag{3-25}$$

$$g_1(\varepsilon) = 4\left(\frac{1}{\varepsilon} - \frac{1}{\varepsilon^2}\right) \tag{3-26}$$

$$a_2 = \frac{8}{2\alpha + 9} \tag{3-27}$$

$$f_2(\varepsilon) = \frac{2\alpha + 1}{2\alpha\varepsilon^2} \tag{3-28}$$

$$g_2(\varepsilon) = \frac{1}{2}\left\{\left(1 - \frac{\varepsilon}{\alpha} + \frac{1}{\alpha}\right)^2 + \frac{1}{\varepsilon}\right\} = \frac{1}{2}\left(\mu^2 + \frac{1}{\varepsilon}\right) \tag{3-29}$$

と分けられる．この式は合成棄却法を利用するとき，$g_1(\varepsilon)$ と $g_2(\varepsilon)$ の値が ε の範囲（$1 \leq \varepsilon \leq 2a + 1$）で $0 \sim 1$ に効率よく含まれている．合成棄却法では，a_1 と a_2 を $[0, 1]$ の範囲の一様乱数 R1 により振り分ける．次に $f_1(\varepsilon)$ と $f_2(\varepsilon)$ に従う乱数を作成する．$f_1(\varepsilon)$ の累積分布関数 $F_1(\varepsilon)$ は

$$F_1(\varepsilon) = \int \frac{1}{2\alpha} d\varepsilon = \frac{\varepsilon}{2\alpha} + C \tag{3-30}$$

となる．ここから乱数を求めるので，$1/\alpha$ 倍に関わる係数と定数 C は無視して

$$F_1(\varepsilon) = \varepsilon \tag{3-31}$$

と簡略化する．この式より，ε の範囲（$1 \leq \varepsilon \leq 2\alpha + 1$）で乱数を生成する．$[0, 1]$ の範囲の一様乱数 R2 より，R2 = 0 のときに $\varepsilon = 1$，R2 = 1 のときに $\varepsilon = 2\alpha + 1$ するので，$f_1(\varepsilon)$ に従う乱数 η_1 は

$$\eta_1 = 1 + 2\alpha \cdot \text{R2} \tag{3-32}$$

と求められる．一方，$f_2(\varepsilon)$ の累積分布関数 $F_2(\varepsilon)$ は

$$F_2(\varepsilon) = \int \frac{2\alpha + 1}{2\alpha\varepsilon^2} d\varepsilon = -\frac{2\alpha + 1}{2\alpha\varepsilon} + C \tag{3-33}$$

となる．$f_1(\varepsilon)$ と同様に $1/\alpha$ 倍に関わる係数と定数 C は無視し

$$F_2(\varepsilon) = \frac{2\alpha + 1}{\varepsilon} \tag{3-34}$$

と簡略化する．ε については乱数を（3-32）式で求めているので，それを分母に代入すると $f_2(\varepsilon)$ に従う乱数 η_2 は

$$\eta_2 = \frac{2\alpha + 1}{1 + 2\alpha \cdot \text{R2}} \tag{3-35}$$

と求められる．それぞれ求めた乱数と $[0, 1]$ の範囲の一様乱数 R3 より

$$\text{R3} \leq g_k(\eta_k) \tag{3-36}$$

という条件で乱数を採用する．

　以上の数式を利用したアルゴリズムを**図3-12**に示す．アルゴリズムでは，まず a_1 と a_2 を決定するために一様乱数 R1 と a_1 を比較する．R1 ≤ $(2\alpha + 1) / (2\alpha + 9)$ ならば，a_1 側の計算をする．$\eta_1 = 1 + 2\alpha \cdot \text{R2}$ を求め，$\varepsilon = \eta_1$ として（3-26）式より $g_1(\varepsilon)$ を求める．条件 R3 ≤ $g_1(\varepsilon)$ が満たされれば（3-18）式より（$\cos\theta = 1 - (\eta_1 - 1)/\alpha = 1 - 2 \cdot \text{R2}$ とし，そうでなければ初めに戻る．R1 > $(2\alpha + 1)$

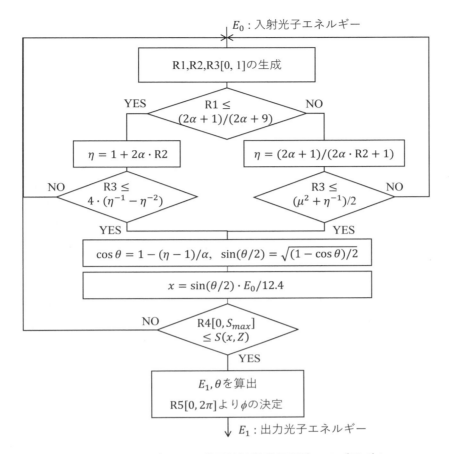

図 3-12　Kaln 法による非干渉性散乱処理法アルゴリズム

/ ($2\alpha + 9$) ならば a_2 側の計算をする. $\eta_2 = (2\alpha + 1)/(1 + 2\alpha \cdot R2)$ を求め, $\varepsilon = \eta_2$ として (3-29) 式より $g_2(\varepsilon)$ を求める. このとき先に $\cos\theta = 1 - (\eta_2 - 1)/\alpha$ を求めておき, $\mu = \cos\theta$ より計算の効率化を図る. 条件 R3 ≤ $g_2(\varepsilon)$ が満たされれば, 先に求めた $\cos\theta$ を採用し, そうでなければ初めに戻る. 最後に, 条件 R4 < $S(x, Z)/S_{max}(x, Z)$ が満たされる場合にのみ θ を受け入れる. ここで, $S(x, Z)$ は物質 Z に対する incoherent scattering function のテーブルを意味し, $S_{max}(x, Z)$ はその最大値である. 水におけるテーブルを表 3-5 に示す. 以上より η, $\cos\theta$ を選択した後, 散乱光子のエネルギーを $E_1 = E_0/\eta$ から決定する. 方位角 ϕ は等確率になるので, 干渉性散乱と同様に一様乱数により生成する.

散乱前の光子のエネルギー E_0 を入力して, 散乱角 θ と方位角 ϕ ならびに散乱後の光子のエネルギー E_1 を出力する関数を以下に示す.

【P3-05incoherent.c (incoherent 関数)】

```
// *** 非干渉性散乱（コンプトン散乱）***
// double *th;  // 散乱角 θ の出力 (radian)
// double *ph;  // 方位角 φ の出力 (radian)
// double *E1;  // 散乱後のエネルギー (keV) の出力（入力と同じ）
```

70　C言語によるモンテカルロシミュレーションの基礎と画像再構成への応用

表3-5　水（H_2O）の x（momentum transfer）と incoherent scattering function S（x, Z）

x	S(x, Z)	x	S(x, Z)
0	0	0.9	8.7548.E+00
0.005	5.2094.E-03	1	8.9009.E+00
0.010	1.9820.E-02	1.25	9.2159.E+00
0.015	4.5076.E-02	1.5	9.4620.E+00
0.020	7.9788.E-02	2	9.7642.E+00
0.025	1.2413.E-01	2.5	9.8999.E+00
0.03	1.7776.E-01	3	9.9570.E+00
0.04	3.1156.E-01	3.5	9.9807.E+00
0.05	4.7764.E-01	4	9.9910.E+00
0.07	8.9418.E-01	5	9.9977.E+00
0.09	1.3926.E+00	6	9.9993.E+00
0.10	1.6621.E+00	7	9.9998.E+00
0.125	2.3625.E+00	8	1.0000.E+01
0.15	3.0625.E+00	10	1.0000.E+01
0.175	3.7267.E+00	15	1.0000.E+01
0.20	4.3367.E+00	20	1.0000.E+01
0.25	5.3689.E+00	50	1.0000.E+01
0.3	6.1667.E+00	80	1.0000.E+01
0.4	7.2230.E+00	100	1.0000.E+01
0.5	7.8180.E+00	1000	1.0000.E+01
0.6	8.1717.E+00	1000000	1.0000.E+01
0.7	8.4098.E+00	1E+09	1.0000.E+01
0.8	8.5955.E+00		

```
// double   E0;   // 散乱前のエネルギー (keV)
// double  *xmt;  // incoherent scattering function を計算するエネルギー x
// double  *sxz   // incoherent scattering function を計算する s(x,Z) の値
// double   n;    // incoherent scattering function を計算する配列の要素数
void incoherent(double *th, double *ph, double *El, double E0, double *xmt, double *sxz, int n)
{
    double et;                  // f( ε ) に従う乱数 η
    double a = E0 / 511;        // E0 と 511 の単位 (keV) は合わせる
    double S, S_max = sxz[n-1];
    double R1, R2, R3, R4;
    double sin_th_2, cos_th, mu, x;

    while (1)
    {
        // 一様乱数 R1, R2, R3[0,1] を生成
        R1 = dxor128();
```

```
        R2 = dxor128();
        R3 = dxor128();

        if (R1 <= (2 * a + 1) / (2 * a + 9))
        {
                // η を算出
                et = 2 * a * R2 + 1;
                if (R3 > 4 * ((1 / et) - (1 / (et*et))))
                        continue;

                // cos θ の算出
                cos_th = 1 - 2*R2;
        }
        else
        {
                // η を算出
                et = (2 * a + 1) / (2 * R2 * a + 1);
                mu = 1 - (et - 1) / a;
                if (R3 > (mu * mu + 1 / et) / 2)
                        continue;

                // cos θ の算出
                cos_th = mu;
        }

        // cos θ から sin( θ /2) を算出
        sin_th_2 = sqrt((1 - cos_th) / 2);

        // sin( θ /2) とエネルギー E0 から x を算出
        x = sin_th_2 * E0 / 12.4;

        // x から S の値を，テーブルを使って決定
        S = reference_linear(x, xmt, sxz, n);

        // 一様乱数 R4[0,S_max] を生成
        R4 = S_max * dxor128();
        if (R4 <= S) break;
}

// --- 散乱角 θ の決定 --------------------
*th = 2 * asin(sin_th_2);
```

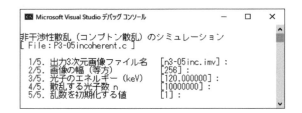

図 3-13　P3-05incoherent.c を実行した画面

```
// --- 方位角 φ は一様乱数 R5[0, 2π] より決定 ---
*ph = 2 * PI * dxor128();

// --- 散乱後のエネルギーを求める ---------
*E1 = E0 / et;
}
```

散乱角 θ に関する計算において C 言語には arccos の関数が用意されていないので，$\cos\theta$ から $\sin(\theta/2)$ を以下の半角の公式から直接算出する．

$$\sin(\theta/2) = \sqrt{(1-\cos\theta)/2} \tag{3-37}$$

θ は $\sin(\theta/2)$ の値から arcsin である asin 関数を用いて算出する．$\cos\theta$ は効率化のため，a_1 と a_2 の場合に分けて算出している．

P3-05incoherent.c は，干渉性散乱の関数と同様に散乱角と方位角を算出し，半径を一定にした 3 次元画像の座標に直して点を加えていくプログラムとなっている．実行画面を図 3-13 に示す．その条件で作成した画像を図 3-14 に示す．非干渉性散乱は干渉性散乱に比べて比較的どの散乱方向にも存在している．

3.6　1 次散乱（外部線源，均一被写体，1 次散乱）

外部線源から均一の被写体へ放射線（光子）を入射させて反対側の検出器で検出するシミュレーションを行う．座標系と全体の配置を図 3-15 に示す．y 軸上に均一な線減弱係数を持ち，半径は極力小さく，高さが 20 cm の円筒ファントムを配置する．線源は y 軸上の正の位置に，検出器は原点の位置に被写体と接するように配置する．検出器は 20 cm×20 cm の正方形であると仮定する．円筒ファントムの組成は水であると仮定し，放射線は線源から y 軸の負の方向に沿って放出されるものとする．放射線が被写体には入ったときに相互作用を選択し，散乱した場合は被写体から外れ，その後は相互作用を起こさないものとする．よって，散乱は 1 次散乱のみが起こることになる．指定した数が検出器で検出されたらシミュレーションを終了する．1 次散乱シミュレーションの関数を以下に示す．

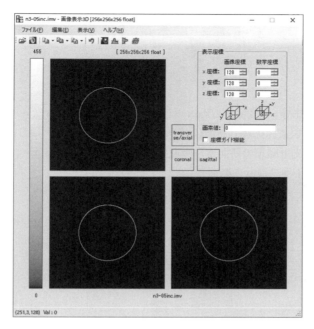

図 3-14　非干渉性散乱の散乱角と方位角の様子
（対数調のグレーバーで表示面）

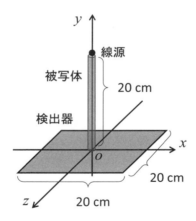

図 3-15　1次散乱シミュレーションのための座標系と被写体および検出器の配置

74　C言語によるモンテカルロシミュレーションの基礎と画像再構成への応用

【P3-06scatter_one.c (scatter_one 関数)】

```c
// *** 1 次散乱シミュレーション ***
void scatter_one()
{
    int    i;
    int    n = 0, n0 = 0, n1 = 0, n2 = 0, n3 = 0; // 検出器のカウント数
    double  mu;   // 線減弱係数（断面積の合計）
    double  dpe;  // 光電効果の断面積（吸収）
    double  dsc;  // 干渉性散乱の断面積
    double  dsi;  // 非干渉性散乱の断面積

    // 画像の初期化
    for (i = 0; i < g_nx * g_nz; i++)
    {
        g_img[i] = 0;
        g_ipr[i] = 0;
        g_ipe[i] = 0;
        g_isc[i] = 0;
        g_isi[i] = 0;
    }

    // 光電効果の断面積
    dpe = reference_linear(g_eg / 1000, g_WtEn, g_WtPe, 25);
    printf( "光電効果     ：%f cm^2/g¥n" , dpe);

    // 干渉性散乱の断面積算出
    dsc = reference_linear(g_eg / 1000, g_WtEn, g_WtSc, 25);
    printf( "干渉性散乱   ：%f cm^2/g¥n" , dsc);

    // 非干渉性散乱の断面積算出
    dsi = reference_linear(g_eg / 1000, g_WtEn, g_WtSi, 25);
    printf( "非干渉性散乱：%f cm^2/g¥n" , dsi);

    // 線減弱係数（水の密度を 1.0 g/cm^3 とする）
    mu = dpe + dsc + dsi;
    printf( "線減弱係数   ：%f cm^-1¥n¥n" , mu);

    // 光子発生の繰り返し（指定数に達したら終了）
    while (n < g_nn)
    {
```

```c
double  px = 0;    // 光子の位置（x 座標）
double  py = 0;    // 光子の位置（y 座標）
double  pz = 0;    // 光子の位置（z 座標）
double  ux = 1;    // 光子の単位方向ベクトル（x 成分）
double  uy = 0;    // 光子の単位方向ベクトル（y 成分）
double  uz = 0;    // 光子の単位方向ベクトル（z 成分）
int     k = 0;     // 相互作用の種類
double  d = 0;     // 自由行程長 (cm)
double  E0 = g_eg; // 入射エネルギー (keV)
double  E1 = E0;   // 散乱エネルギー (keV)
double  th = 0;    // 散乱角（θ）
double  ph = 0;    // 方位角（φ）
double  r, x, y, z; // 検出位置（数学座標）
int     ix, iz;    // 検出位置（画像座標）

// 光子の初期座標
px = 0;
py = g_ty;
pz = 0;

// 光子の単位方向ベクトル
ux = 0;
uy = -1;
uz = 0;

// 相互作用の決定
switch (k = interaction(&d, g_ty, mu, dpe, dsc))
{
case 0: // 透過
    break;
case 1: // 光電効果（吸収）
    if (photoelectric(&th, &ph, &E1, E0, g_WtCX) == 0) continue;
    break;
case 2: // 干渉性散乱
    coherent(&th, &ph, &E1, E0, g_WtXm, g_WtPh, 45);
    break;
case 3: // 非干渉性散乱
    incoherent(&th, &ph, &E1, E0, g_WtXm, g_WtSx, 45);
    break;
}
```

76　C言語によるモンテカルロシミュレーションの基礎と画像再構成への応用

```c
// θ が範囲外（逆方向は除外する）
if (th >= PI / 2) continue;

// 相互作用位置の算出 (cm)
y = py - d;

// 検出位置の算出（数学座標）(cm)
r = y * tan(th);
x = r * cos(ph);
z = -r * sin(ph);

// 画像座標への変換 (pixel)
ix = (int)(x / g_pl + g_nx / 2 + 0.5);
if (ix < 0 || ix > g_nx - 1) continue;
iz = (int)(z / g_pl + g_nz / 2 + 0.5);
if (iz < 0 || iz > g_nz - 1) continue;

// 交互作用ごとの検出画像を更新する
switch (k)
{
case 0: // 透過
        g_ipr[iz * g_nx + ix]++;
        n0++;
        break;
case 1: // 光電効果（吸収）
        g_ipe[iz * g_nx + ix]++;
        n1++;
        break;
case 2: // 干渉性散乱
        g_isc[iz * g_nx + ix]++;
        n2++;
        break;
case 3: // 非干渉性散乱
        g_isi[iz * g_nx + ix]++;
        n3++;
        break;
}

// 全カウントの更新
g_img[iz * g_nx + ix]++;
n++;
```

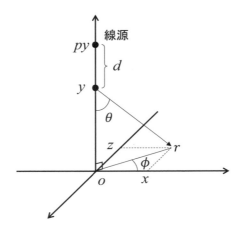

図 3-16　散乱線から検出位置の座標算出

```
            }

            printf("プライマリ    ：%4.1f%%\n", n0 / (double)n * 100);
            printf("特性 X 線     ：%4.1f%%\n", n1 / (double)n * 100);
            printf("干渉性散乱    ：%4.1f%%\n", n2 / (double)n * 100);
            printf("非干渉性散乱：%4.1f%%\n", n3 / (double)n * 100);

        }
```

この関数の光子発生の繰り返しで，線源の位置（光子の初期座標）が (px, py, pz) = (0, g_ty (20 cm), 0)，線源（光子）の単位方向ベクトルが y 軸に沿って逆向きとなるので (ux, uy, uz) = (0, -1, 0) とする．interaction 関数において算出した自由行程長 d から，相互作用の座標位置は $y = py - d$ となる（図 3-16）．相互作用の種類は，0：透過，1：光電効果，2：干渉性散乱，3：非干渉性散乱としたので，それに合わせて各相互作用の関数を呼び出す．光電効果の関数では，吸収のとき戻り値が 0 となり，その場合は continue として次の繰り返しに戻る．それ以外は各関数で散乱角と方位角を計算する．ただし，透過は何もせずに break するので散乱角と方位角は初期値の 0 のままとなる．散乱角 θ が $\pi/2$ 以上は検出器とは逆方向になるので continue として除外する．検出位置の算出は，図 3-16 に示すように散乱角 θ と散乱位置の y 座標から xz 平面に到達した点と原点との距離 r を

$$r = y \tan\theta \tag{3-38}$$

から求める．その r から x 座標と z 座標を，方位角 ϕ を利用して

$$\begin{cases} x = r\cos\phi \\ z = -r\sin\phi \end{cases} \tag{3-39}$$

から求める．それらの座標を画像座標に変換し，各相互作用に対応した画像にカウントする．最終的に各相互作用の比率を求めて画面に表示している．

プログラム P3-06scatter_one.c を実行した画面を図 3-17 に示す．入射光子エネルギーは 100 keV で実行している．そのときの全カウント，干渉性散乱，非干渉性散乱の検出画像を図 3-18 に示す．散乱

78 C言語によるモンテカルロシミュレーションの基礎と画像再構成への応用

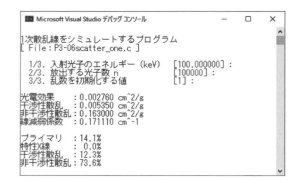

図 3-17　P3-06scatter_one.c を実行した画面

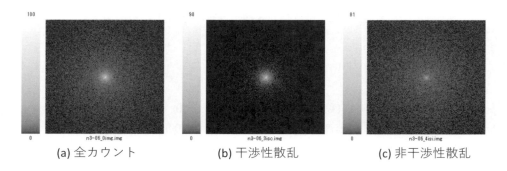

(a) 全カウント　　　　　(b) 干渉性散乱　　　　　(c) 非干渉性散乱

図 3-18　入射エネルギーを 100 keV にした全カウント，干渉性散乱，非干渉性散乱の検出画像
全カウントは最大値を 100 に調整して表示している（対数調のグレーバーで表示）．

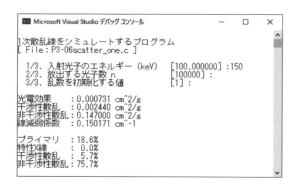

図 3-19　入射エネルギーを 150 keV にして実行した画面

による広がりの違いが確認できる．また，入射光子のエネルギーを 150 keV にして実行した結果と検出画像をそれぞれ図 3-19 と図 3-20 に示す．入射エネルギーの違いにより散乱の割合が異なっており，結果の画像もエネルギーによる違いがみられる．

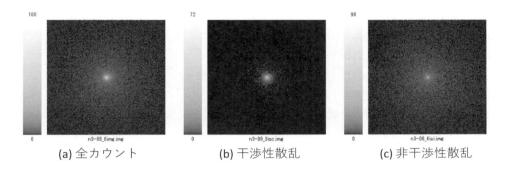

(a) 全カウント   (b) 干渉性散乱   (c) 非干渉性散乱

図 3-20　入射エネルギーを 150 keV にした全カウント，干渉性散乱，非干渉性散乱の検出画像
全カウントは最大値を 100 に調整して表示している（対数調のグレーバーで表示）．

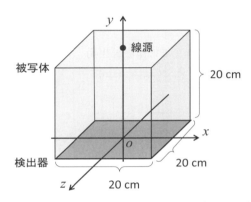

図 3-21　多重散乱シミュレーションのための座標系と被写体および検出器の配置

3.7　多重散乱（外部線源，均一被写体，多重散乱）

　外部線源から均一の被写体へ放射線（光子）を入射させて多重散乱させ，反対側の検出器で検出するシミュレーションを行う．座標系と全体の配置を図 3-21 に示す．線減弱係数が均一な 1 辺が 20 cm の立方体を同じく 1 辺が 20 cm の正方形の検出器の真上に配置する．線源は y 軸上の正の 20 cm の位置に配置する．立方体ファントムの組成は水であると仮定し，放射線は線源から y 軸の負の方向に沿って放出されるものとする．放射線が被写体には入ったときに相互作用を選択し，散乱した場合は次の相互作用を選択する．被写体から外れ，検出器で検出されたらカウントする．全カウントが指定した数に達したらシミュレーションを終了する．

　シミュレーションにおいて被写体が立方体なので，その内側の任意の点から方向ベクトルに沿って立方体の端までの長さを計算する必要がある．直方体の内部の点から端までの長さを計算する関数を以下に示す．

【P3-07scatter_multi.c (distance_rect 関数)】

```
// 直方体の外側までの距離を求める
// double  px; // 光子の x 座標
```

80 C言語によるモンテカルロシミュレーションの基礎と画像再構成への応用

```c
// double  py; // 光子の y 座標
// double  pz; // 光子の z 座標
// double  ax; // 光子の単位方向ベクトル（x 成分）
// double  ay; // 光子の単位方向ベクトル（y 成分）
// double  az; // 光子の単位方向ベクトル（z 成分）
// double  tx0; // 直方体の面の位置（-x 方向）
// double  tx1; // 直方体の面の位置（+x 方向）
// double  ty0; // 直方体の面の位置（-y 方向）
// double  ty1; // 直方体の面の位置（+y 方向）
// double  tz0; // 直方体の面の位置（-z 方向）
// double  tz1; // 直方体の面の位置（+z 方向）
double distance_rect(double px, double py, double pz, double ax, double ay, double az, double tx0,
double tx1, double ty0, double ty1, double tz0, double tz1)
{
        double  dt[6]; // 始点から被写体境界までの距離算出用
        double  t;     // 始点から被写体境界までの距離 (cm)

        // --- 被写体境界までの距離 t ---------------------
        // 直方体の被写体に対する点 (px, py, pz) からの距離算出
        // ベクトル方程式（点の座標と方向ベクトルより）
        // x = ax*t+px
        // y = ay*t+py
        // z = az*t+pz
        // 直方体の 6 つの面までの距離
        for (int j = 0; j < 6; j++)
                dt[j] = 0;
        // dt[0]: 面 (x=tx0) との交点（-x 方向の面）
        // dt[1]: 面 (x=tx1) との交点（+x 方向の面）
        if (ax != 0.0) {
                dt[0] = (tx0 - px) / ax;
                dt[1] = (tx1 - px) / ax;
        }
        // dt[2]: 面 (y=ty0) との交点（-y 方向の面）
        // dt[3]: 面 (y=ty1) との交点（+y 方向の面）
        if (ay != 0.0) {
                dt[2] = (ty0 - py) / ay;
                dt[3] = (ty1 - py) / ay;
        }
        // dt[4]: 面 (z=tz0) との交点（-z 方向の面）
        // dt[5]: 面 (z=tz1) との交点（+z 方向の面）
        if (az != 0.0) {
```

```
        dt[4] = (tz0 - pz) / az;
        dt[5] = (tz1 - pz) / az;
    }
    // 直方体の境界までの距離 t を決める (cm)
    t = fabs(tx0)+fabs(tx1)+fabs(ty0)+fabs(ty1)+fabs(tz0)+fabs(tz1);
    for (int j = 0; j < 6; j++) {
        // 6 つの中で正の数で最も小さい数値が距離 t になる
        if (dt[j] > 0 && dt[j] < t) t = dt[j];
    }
    return t;
}
```

関数の引数には，光子の座標 (*px*, *py*, *pz*)，単位方向ベクトル (*ax*, *ay*, *az*)，直方体の上下左右奥行の面の位置 (*tx*0, *tx*1, *ty*0, *ty*1, *tz*0, *tz*1) を指定する．戻り値が指定した点から直方体境界までの距離となる．まずは，光子が進む直線のベクトル方程式を考える．

$$\begin{cases} x = ax \times t + px \\ y = ay \times t + py \\ z = az \times t + pz \end{cases} \tag{3-40}$$

この直線と 6 つの面の交点における *t* の値を求める．

$$\begin{cases} t_0 = (tx0 - px) / ax \\ t_1 = (tx1 - px) / ax \\ t_2 = (ty0 - py) / ay \\ t_3 = (ty1 - py) / ay \\ t_4 = (tz0 - pz) / az \\ t_5 = (tz1 - pz) / az \end{cases} \tag{3-41}$$

直線の方程式には単位方向ベクトルを用いているので，*t* の値は点 (*px*, *py*, *pz*) から交点までの距離に相当する．ただし，単位方向ベクトルとは逆向きの場合はマイナスとなる．*t* の値が 0 以下になるものは除外して，残ったもので最も小さくなる *t* の値が，直方体境界までの距離となる．

多重散乱においては，単位方向ベクトルが散乱による散乱角 θ と方位角 ϕ によって向きが変わることになる．単位方向ベクトルの向きを変える関数を以下に示す．

【P3-07scatter_multi.c (after_direction_vector 関数)】

```
// 散乱角と方位角から方向ベクトルを算出
// double *vx; // 単位方向ベクトル (x 成分 )
// double *vy; // 単位方向ベクトル (y 成分 )
// double *vz; // 単位方向ベクトル (z 成分 )
// double th;  // 散乱角
// double ph;  // 方位角
void after_dirction_vector(double* vx, double* vy, double* vz, double th, double ph)
```

82　C言語によるモンテカルロシミュレーションの基礎と画像再構成への応用

```c
}
    double sin_th, cos_th, sin_ph, cos_ph;        // 散乱前後の角度
    double sin_th1, cos_th1, sin_ph1, cos_ph1;    // 散乱前の角度
    double sin_th2, cos_th2, sin_ph2, cos_ph2;    // 散乱後の角度
    double sin_ph21, cos_ph21;                    // φ2-φ1の角度

    // 散乱角と方位角の余弦・正弦
    cos_th = cos(th);
    sin_th = sin(th);
    cos_ph = cos(ph);
    sin_ph = sin(ph);

    // --- 散乱前角度の余弦・正弦 --------
    // v1x = sin(th1)*cos(ph1)
    // v1y = sin(th1)*sin(ph1)
    // v1z = cos(th1)
    cos_th1 = *vz;
    sin_th1 = sqrt(1 - cos_th1 * cos_th1);
    cos_ph1 = *vx / sin_th1;
    sin_ph1 = *vy / sin_th1;

    // --- 散乱後角度の余弦・正弦 --------
    // cos(th2) = cos(th1)*cos(th)+sin(th1)*sin(th)*cos(ph)
    // sin(th2) = √(1-cos(th2)^2)
    cos_th2 = cos_th1 * cos_th + sin_th1 * sin_th * cos_ph;
    sin_th2 = sqrt(1 - cos_th2 * cos_th2);

    if (sin_th2 == 0.0)
    {
        // 散乱後は z 軸に平行となる
        *vx = 0;
        *vy = 0;
        *vz = cos_th2;
    }
    else
    {
        // sin(ph2-ph1) = sin(ph)*sin(th)/sin(th2)
        // cos(ph2-ph1) = (cos(th)-cos(th1)*cos(th2))/(sin(th1)*sin(th2))
        sin_ph21 = sin_ph * sin_th / sin_th2;
        cos_ph21 = (cos_th - cos_th1 * cos_th2) / (sin_th1 * sin_th2);
```

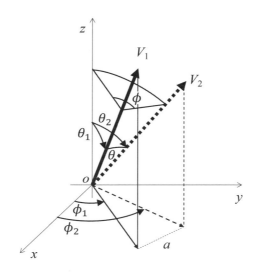

図 3-22　散乱前後の方向ベクトルの関係

```
        // cos(ph2) = cos(ph1+(ph2-ph1))
        //          = cos(ph1)*cos(ph2-ph1)-sin(ph1)*sin(ph2-ph1)
        // sin(ph2) = sin(ph1+(ph2-ph1))
        //          = sin(ph1)*cos(ph2-ph1)+cos(ph1)*sin(ph2-ph1)
        cos_ph2 = cos_ph1 * cos_ph21 - sin_ph1 * sin_ph21;
        sin_ph2 = sin_ph1 * cos_ph21 + cos_ph1 * sin_ph21;

        // 散乱後の単位方向ベクトルを求める
        *vx = sin_th2 * cos_ph2;
        *vy = sin_th2 * sin_ph2;
        *vz = cos_th2;
    }
}
```

図 3-22 に示すように，もとの単位ベクトルを V_1，向きが変更された単位ベクトルを V_2 とする．関数の引数には，単位方向ベクトル (v_x, v_y, v_z)，散乱角 θ，方位角 ϕ を指定する．単位方向ベクトルは，計算結果を関数の呼び出し側に返すので，「*」を付けてポインタ変数とする．散乱角 θ はベクトル V_1 と V_2 のなす角に相当する．方位角 ϕ はベクトル V_1 と z 軸を含む平面を基準として，そこからの角度とする．ベクトル V_1 の要素を極座標で表すと

$$\begin{cases} v_x = \sin\theta_1 \cos\phi_1 \\ v_y = \sin\theta_1 \sin\phi_1 \\ v_z = \cos\theta_1 \end{cases} \tag{3-42}$$

となる．ベクトル V_1 の要素と散乱角 θ，方位角 ϕ からベクトル V_2 の要素を求める．ベクトル V_1 の極

座標の正弦と余弦の値については，（3-42）式を解くことで以下のように求められる．

$$\begin{cases} \cos\theta_1 = v_z \\ \sin\theta_1 = \sqrt{1-\cos^2\theta_1} \\ \cos\phi_1 = v_x / \sin\theta_1 \\ \sin\phi_1 = v_y / \sin\theta_1 \end{cases} \tag{3-43}$$

ベクトル V_2 をベクトル V_1 と z 軸を含む平面に射影すると，ベクトル V_1 の方向成分は $\cos\theta$ となり，それに垂直で z 軸に向かう成分は $\sin\theta\cos\phi$ となる．それを z 軸に射影すると，それぞれの成分に $\cos\theta_1$ と $\sin\theta_1$ を掛け合わせたものになる．その射影はベクトル V_2 の z 軸成分である $\cos\theta_2$ と等しくなり

$$\cos\theta_2 = \cos\theta_1\cos\theta + \sin\theta_1\sin\theta\cos\phi \tag{3-44}$$

と表される．$\sin\theta_2$ は（3-43）式の2つ目の式と同様に

$$\sin\theta_2 = \sqrt{1-\cos^2\theta_2} \tag{3-45}$$

と求められる．ϕ_2 についてはベクトル V_1 と V_2 のなす角 θ を xy 平面に射影した $\phi_2-\phi_1$ の角度に対する正弦と余弦を先に求める．ベクトル V_1 に垂直で z 軸に向かう方向にも垂直な成分にベクトル V_2 を射影するとその成分は $\sin\theta\sin\phi$ となる．その成分は xy 平面に平行なのでそのまま射影され，斜辺が $\sin\theta_2$ となる直角三角形が作成できる．よって，その正弦は

$$\sin(\phi_2 - \phi_1) = \sin\theta\sin\phi / \sin\theta_2 \tag{3-46}$$

と表される．ベクトル V_1 と V_2 の差の2乗は余弦定理より $2-2\cos\theta$ となる．2つのベクトルの z 成分の差の2乗は $(\cos\theta_1 - \cos\theta_2)^2$ となるので，三平方の定理を用いて xy 平面でのベクトル先端の長さの2乗 a^2 を以下のように求めることができる．

$$a^2 = 2-2\cos\theta - (\cos\theta_1 - \cos\theta_2)^2 \tag{3-47}$$

xy 平面に2つのベクトルを射影した成分は $\sin\theta_1$ と $\sin\theta_2$ なので，余弦定理より

$$\begin{aligned} \cos(\phi_2 - \phi_1) &= \{\sin^2\theta_1 + \sin^2\theta_2 - a^2\} / (2\sin\theta_1\sin\theta_2) \\ &= (\cos\theta - \cos\theta_1\cos\theta_2) / (\sin\theta_1\sin\theta_2) \end{aligned} \tag{3-48}$$

と表される．これらと $\cos\phi_1$ と $\sin\phi_1$ を使って三角関数の加法定理より以下のように求められる．

$$\begin{cases} \cos\phi_2 = \cos(\phi_1 + (\phi_2 - \phi_1)) = \cos\phi_1\cos(\phi_2 - \phi_1) - \sin\phi_1\sin(\phi_2 - \phi_1) \\ \sin\phi_2 = \sin(\phi_1 + (\phi_2 - \phi_1)) = \sin\phi_1\cos(\phi_1 - \phi_2) + \cos\phi_1\sin(\phi_2 - \phi_1) \end{cases} \tag{3-49}$$

これで θ_2 と ϕ_2 の余弦と正弦が求まったので

$$\begin{cases} v_x' = \sin\theta_2\cos\phi_2 \\ v_y' = \sin\theta_2\sin\phi_2 \\ v_z' = \cos\theta_2 \end{cases} \tag{3-50}$$

よりベクトル V_2 の要素が求められる．

　これらの関数を利用した多重散乱シミュレーションの関数を以下に示す．

【P3-07scatter_multi.c (scatter_multi 関数)】

```c
// *** 多重散乱シミュレーション ***
void scatter_multi()
{
    int     i;
    int     n = 0; // 検出器のカウント数
    int*    nn;    // プライマリ，散乱次数ごとのカウント数
    double  mu;    // 線減弱係数（断面積の合計）
    double  dpe;   // 光電効果の断面積（吸収）
    double  dsc;   // 干渉性散乱の断面積
    double  dsi;   // 非干渉性散乱の断面積

    // カウント数配列のメモリ確保と初期化
    nn = (int*)malloc((size_t)((g_so + 1) * sizeof(int)));
    for (i = 0; i <= g_so; i++)
        nn[i] = 0;

    // 画像の初期化
    for (i = 0; i < g_nx * g_nz; i++)
        g_img[i] = 0;
    for (i = 0; i < g_nx * g_nz * (g_so + 1); i++)
    {
        g_ips[i] = 0;
    }

    // 光子発生の繰り返し（指定数に達したら終了）
    while (n < g_nn)
    {
        double  px = 0;     // 光子の位置（x 座標）
        double  py = 0;     // 光子の位置（y 座標）
        double  pz = 0;     // 光子の位置（z 座標）
        double  ux = 1;     // 光子の単位方向ベクトル（x 成分）
        double  uy = 0;     // 光子の単位方向ベクトル（y 成分）
        double  uz = 0;     // 光子の単位方向ベクトル（z 成分）
        int     k = 0;      // 相互作用の種類
        double  d = 0;      // 自由行程長 (cm)
        double  t = 0;      // 被写体の端までの距離 (cm)
        double  E0 = g_eg;  // 入射エネルギー (keV)
        double  E1 = E0;    // 散乱エネルギー (keV)
        double  th = 0;     // 散乱角（θ）
        double  ph = 0;     // 方位角（φ）
```

```c
        double  w, x, z;    // 検出位置（数学座標）
        int     ix, iz;     // 検出位置（画像座標）
        int     is;         // 散乱の次数

        // 初期エネルギーでの断面積の算出
        // 光電効果の断面積
        dpe = reference_linear(E0 / 1000, Wen, Wpe, 25);
        // 干渉性散乱の断面積算出
        dsc = reference_linear(E0 / 1000, Wen, Wsc, 25);
        // 非干渉性散乱の断面積算出
        dsi = reference_linear(E0 / 1000, Wen, Wsi, 25);
        // 線減弱係数（水の密度を 1.0 g/cm^3 とする）
        mu = dpe + dsc + dsi;

        // 光子の初期座標
        px = 0;
        py = g_ty;
        pz = 0;

        // 光子の単位方向ベクトル
        ux = 0;
        uy = -1;
        uz = 0;

        // 散乱の次数
        for (is = 0; is <= g_so; is++)
        {
                // 光子位置から被写体の端までの距離
                t = distance_rect(px, py, pz, ux, uy, uz, -g_tx / 2, g_tx / 2, 0, g_ty, -g_tz / 2, g_tz / 2);

                // 相互作用の決定
                switch (k = interaction(&d, t, mu, dpe, dsc))
                {
                case 0: // 透過
                    break;
                case 1: // 光電効果（吸収）
                    if (photoelectric(&th, &ph, &E1, E0) == 0) k = 4;
                    break;
                case 2: // 干渉性散乱
                    coherent(&th, &ph, &E1, E0);
                    break;
```

```
          case 3: // 非干渉性散乱
              incoherent(&th, &ph, &E1, E0);
              break;
      }
      if (k == 0 || k == 4) break; // 透過・吸収のため終了

          // 相互作用の位置 (cm)
          px += d * ux;
          py += d * uy;
          pz += d * uz;

          // 散乱後の単位方向ベクトル
          after_dirction_vector(&ux, &uy, &uz, th, ph);

          // エネルギーが変更されたときに断面積を変更する
          if (E0 != E1)
          {
              // 光電効果の断面積
              dpe = reference_linear(E1 / 1000, Wen, Wpe, 25);
              // 干渉性散乱の断面積算出
              dsc = reference_linear(E1 / 1000, Wen, Wsc, 25);
              // 非干渉性散乱の断面積算出
              dsi = reference_linear(E1 / 1000, Wen, Wsi, 25);
              // 線減弱係数（水の密度を 1.0 g/cm^3 とする）
              mu = dpe + dsc + dsi;
          }

          // エネルギーを更新して次の次数へ
          E0 = E1;
      }
      if (k == 4) continue;     // 吸収のため最初に戻る
      if (is > g_so) continue;  // 散乱の次数がオーバーした

      // y 軸の検出器とは逆方向（正の方向）は除外する
      if (uy >= 0.0) continue;

      // 検出位置の算出（数学座標）(cm)
      w = -py / uy;  // 検出器までの単位ベクトルのステップ数
      x = w * ux + px;
      z = w * uz + pz;
```

88　C 言語によるモンテカルロシミュレーションの基礎と画像再構成への応用

```c
        // 画像座標への変換 (pixel)
        ix = (int)(x / g_pl + g_nx / 2 + 0.5);
        if (ix < 0 || ix > g_nx - 1) continue;
        iz = (int)(z / g_pl + g_nz / 2 + 0.5);
        if (iz < 0 || iz > g_nz - 1) continue;

        // プライマリ，散乱次数ごとの更新
        g_ips[is * g_nx * g_nz + iz * g_nx + ix]++;
        nn[is]++;

        // 全カウントの更新
        g_img[iz * g_nx + ix]++;
        n++;

        // 全体の 1/100 ごとにカウンタを表示
        if (n % (g_nn / 100) == 0)
            fprintf(stderr, "¥rCount = %d", n);
    }
    fprintf(stderr, "¥n");

    printf("プライマリ：%4.1f%%¥n", nn[0] / (double)n * 100);
    for(i = 1; i <= g_so; i++)
        printf("  %d 次散乱　　：%4.1f%%¥n", i, nn[i] / (double)n * 100);

}
```

この関数の光子発生の繰り返しで，多重散乱によるエネルギーの変化が見込まれるので，初期エネルギーにおける散乱断面積の算出を毎回行い初期化する．また，光子の初期座標と単位方向ベクトルはそれぞれ (px, py, pz) = (0, g_ty (20 cm) , 0) と (ux, uy, uz) = (0, -1, 0) に固定する．散乱は指定した次数まで for 文を使って繰り返す．相互作用を決定したら，相互作用に従って以下の処理を行う．吸収の場合は相互作用の番号を 4 に設定し，散乱次数の繰り返しを break で終了してから，その後 continue で光子発生に戻る．透過の場合は，相互作用の位置と相互作用後の単位方向ベクトルを算出してから散乱次数の繰り返しを break で終了する．それ以外は，相互作用の位置と単位方向ベクトルを算出した後，エネルギーと単位方向ベクトルを更新して次の次数を計算する．エネルギーが変化したとき (E0 != E1) は，新しいエネルギーでの散乱断面積を改めて算出する．散乱次数が設定値よりオーバーした場合 (is > g_so) は，continue で光子発生に戻る．最後の散乱位置 (p_x, p_y, p_z) と そのときの散乱方向 (u_x, u_y, u_z) から検出器に入射する直線の方程式は

$$\begin{cases} x = u_x \cdot w + p_x \\ y = u_y \cdot w + p_y \\ z = u_z \cdot w + p_z \end{cases} \tag{3-51}$$

第 3 章　放射線計測への適用　89

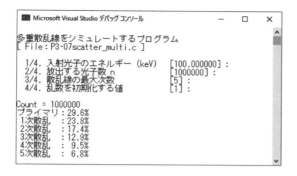

図 3-23　P3-07scatter_multi.c を実行した画面

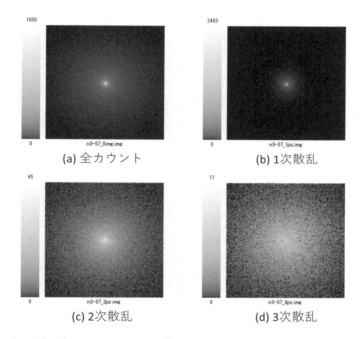

(a) 全カウント　　　　　(b) 1次散乱

(c) 2次散乱　　　　　(d) 3次散乱

図 3-24　入射エネルギーを 100 keV にした全カウント，1 次散乱，2 次散乱，3 次散乱の検出画像
全カウントは最大値を 1000 に調整して表示している（対数調のグレーバーで表示）．

となる．ここで，w は変数である．検出器で検出される位置は，検出器が $y = 0$ の位置にあるので，そのときの変数 w が

$$w = -p_y / u_y \tag{3-52}$$

となる．この w の値から (3-51) 式を用いて検出位置の x 座標と z 座標が求まる．その位置を画像座標に変換し，該当する画素にカウントする．また，プライマリと散乱次数ごとに合計数をカウントし，その割合を最後に表示する．

プログラム P3-07scatter_multi.c を実行した画面を図 3-23 に示す．入射光子エネルギーは 100 keV で実行している．そのときの全カウント，1 次散乱，2 次散乱と 3 次散乱の検出画像を図 3-24 に示す．全

```
Microsoft Visual Studio デバッグ コンソール

多重散乱線をシミュレートするプログラム
[ File：P3-07scatter_multi.c ]

 1/4. 入射光子のエネルギー (keV)    [100.000000] :150
 2/4. 放出する光子数 n              [1000000] :
 3/4. 散乱線の最大次数              [5] :
 4/4. 乱数を初期化する値            [1] :

Count = 1000000
プライマリ：32.5%
 1次散乱  ：24.7%
 2次散乱  ：16.8%
 3次散乱  ：11.7%
 4次散乱  ： 8.3%
 5次散乱  ： 5.9%
```

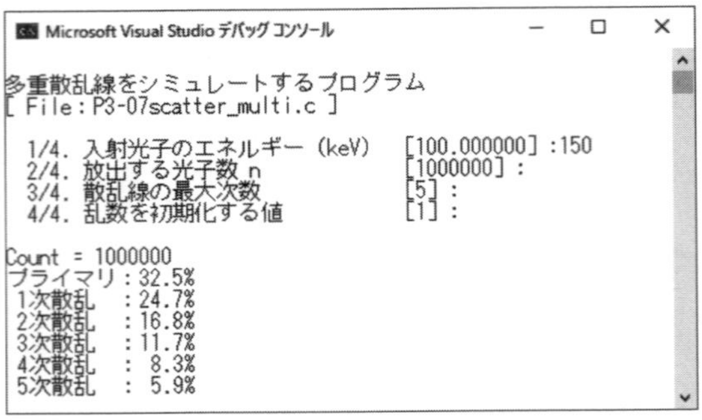

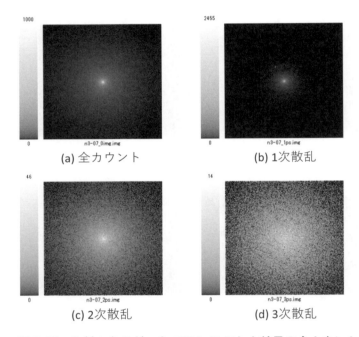

図 3-25　入射エネルギーを 150 keV にして実行した画面

図 3-26　入射エネルギーを 150 keV にした結果の全カウント，
1 次散乱，2 次散乱，3 次散乱の検出画像

全カウントと 1 次散乱は最大値を 50 に調整して表示している．

カウントの画像は，最大値を 1000 にして表示している．散乱次数が大きくなるとカウントが少なくなり，全体的に広がる様子が確認できる．また，入射光子のエネルギーを 150 keV にして実行した結果と検出画像をそれぞれ**図 3-25** と**図 3-26** に示す．入射エネルギーが異なると散乱次数による広がりが多少異なり，最大値も違ってくる．

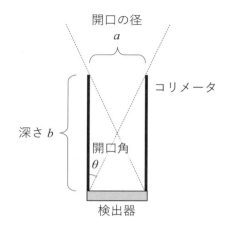

図 3-27　コリメータの断面

表 3-6　コリメータの種類に対する開口の径，深さ，角度，隔壁厚の値

	開口の径 a (mm)	深さ b (mm)	開口角 θ (rad)	隔壁厚 (mm)
低エネルギー標準 LEGP	2.5	43	0.058	0.25
低エネルギー高分解能 LEHR	1.8	41	0.044	0.18
中エネルギー標準 MEGP	3.0	42	0.071	1.2
高エネルギー標準 HEGP	3.4	46	0.074	1.65

出典）核医学技術学会　核医学診療の実態と画像の収集・処理・表示・出力の基準化に関するアンケート調査　GE回答（改2008.1）から抜粋（一部追加の数値あり）

3.8　コリメータの設定（外部線源，均一被写体，多重散乱）

　簡易的なコリメータを設定して，検出器に入る光子の方向を限定する．コリメータは検出器の前に金属製の筒のようなものを置いて，検出器に入る光子の方向を決めるものである．一般的に筒の形状は六角柱が多く，蜂の巣のように並べられている．コリメータの断面の模式図を図3-27に示す．コリメータの開口の径 a とコリメータの深さ b から見込む開口角 θ は

$$\theta = \tan^{-1}(a/b) \tag{3-53}$$

と算出される．この値は，コリメータの種類やメーカーによって異なるが，コリメータの種類と数値の一例を表3-6に示す．
　コリメータを考慮したシミュレーションでは，隔壁厚は考えずに開口角のみで制限を与える．そのコードを以下に示す．

92　C言語によるモンテカルロシミュレーションの基礎と画像再構成への応用

【P3-08scatter_collimator.c (scatter_collimator 関数の一部)】

```
// y 軸の検出器とは逆方向（正の方向）は除外する
if (uy >= 0.0) continue;

// コリメータ表面位置の算出（数学座標）(cm)
w = -py / uy; // 表面までの単位ベクトルのステップ数
x = w * ux + px;
z = w * uz + pz;

// コリメータ表面における画像座標 (pixel)
ix = (int)(x / g_pl + g_nx / 2 + 0.5);
if (ix < 0 || ix > g_nx - 1) continue;
iz = (int)(z / g_pl + g_nz / 2 + 0.5);
if (iz < 0 || iz > g_nz - 1) continue;

// 検出器位置の算出（数学座標）(cm)
w = -(py + b) / uy; // 検出器までの単位ベクトルのステップ数
x = w * ux + px;
z = w * uz + pz;

// 検出器における画像座標 (pixel)
jx = (int)(x / g_pl + g_nx / 2 + 0.5);
jz = (int)(z / g_pl + g_nz / 2 + 0.5);

// コリメータの壁面に当たるので除外する
if (ix != jx || iz != jz) continue;
```

コリメータは画素ごとに設定されているものと仮定し，コリメータの開口角 θ と画素長 a からコリメータの深さ b を

$$b = a / \tan \theta \tag{3-54}$$

と求める．プログラムでは，開口角 θ は g_ca，画素長 a は g_pl となる．コリメータ表面での画像座標はこれまでのシミュレーションと同様に求められる．コリメータの深さだけ進んだ検出器位置での画像座標は，光子が進む y 方向の距離が $p_y + b$ となるので，検出器までの単位ベクトルのステップ数は

$$w = -(p_y + b) / u_y \tag{3-55}$$

と計算される．そこから検出器位置での画像座標を改めて計算する．コリメータ表面での座標（ix, iz）と検出器位置での座標（jx, jz）が一致する場合は光子が検出器に入ったことになる．よって，一致しない場合をコリメータの壁面に当たったとして continue で除外する．

　プログラム P3-08scatter_collimator.c を実行した画面を図 3-28 に示す．入射光子エネルギーは 100 keV で実行している．そのときの全カウント，1 次散乱，2 次散乱と 3 次散乱の検出画像を図 3-29 に示す．検出画像はすべて画像の最大値をもとに表示している．全カウントでは散乱線の割合が非常に小さいた

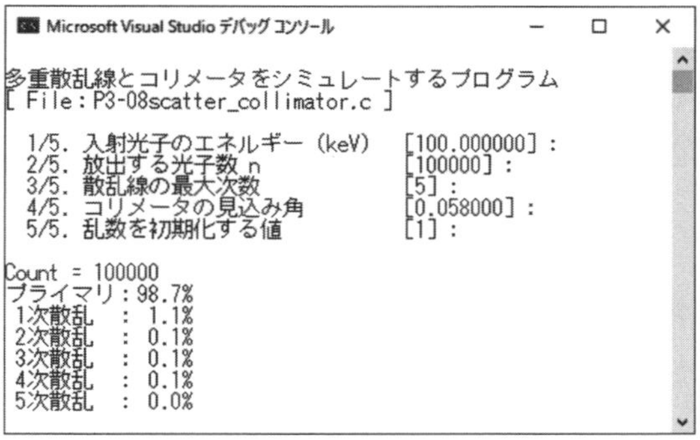

第 3 章 放射線計測への適用　93

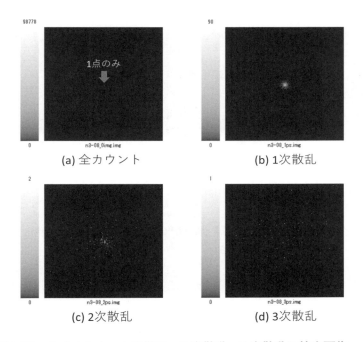

図 3-28　P3-08scatter_collimator.c を実行した画面

図 3-29　全カウント，1 次散乱，2 次散乱，3 次散乱の検出画像
（対数調のグレーバーで表示）

め中心の 1 点のみが確認できる．1 次散乱では，中心周りに点が多少分布しており，2 次散乱，3 次散乱では散乱点がまばらに分布している．

94　C言語によるモンテカルロシミュレーションの基礎と画像再構成への応用

3.9　被写体内の点線源（内部線源，均一被写体，多重散乱）

　被写体内部に点線源を置いて，あらゆる方向に光子を放出する．点線源は，図3-30に示すように立方体の被写体の中央に配置する．立方体ファントムの組成は水であると仮定する．光子の初期座標と単位方向ベクトルを決定するコードを以下に示す．

【P3-09scatter_point.c (scatter_point 関数の一部)】

```
// 光子の初期座標
px = g_px;
py = g_py;
pz = g_pz;


// 光子の単位方向ベクトル
// 全方向に放射する（単位方向ベクトル）
do {
    // 座標 ± 1 の立方体内の任意座標の生成
    ux = 2 * dxor128() - 1;
    uy = 2 * dxor128() - 1;
    uz = 2 * dxor128() - 1;

    // 単位円内に限定する（等方的にするため）
    w = sqrt(ux * ux + uy * uy + uz * uz);

} while (w == 0.0 || w > 1.0); // ベクトルの長さが 0 か 1 より大きい間繰り返す


// 単位ベクトルに変換
ux /= w;
uy /= w;
uz /= w;
```

　光子の初期座標は，実行時に指定できるようにしているが，初期値は図3-30のとおり $(p_x, p_y, p_z) = (0, 10, 0)$ とする．単位方向ベクトルは全方位で均一に生成する．全方位に均一な単位方向ベクトルの生成は，第2章第3節内の「ランダムな3次元単位ベクトル（立体角）」で解説したコードを利用する．ここでは，do while 文を用いて，ベクトルの全要素が ± 1 内になる乱数計算後に，ベクトルの長さが0または1を超えた場合は計算し直すようにして，半径1の球内のベクトルを算出する．その後，単位ベクトルに変換する．

　プログラム P3-09scatter_point.c を実行した画面を図3-31に示す．入射光子エネルギーは100 keV で実行している．また，放出する光子数は10000とした．そのときの全カウント，プライマリ，1次散乱から4次散乱の検出画像を図3-32に示す．検出画像はすべて画像の最大値をもとに表示している．被写体が全方向に放射線を放出しているので，コリメータの形状および開口角によりプライマリ光子も分

第 3 章　放射線計測への適用　95

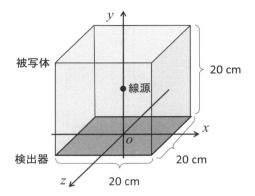

図 3-30　被写体内1点から光子を放出するシミュレーションのための座標系と被写体および検出器の配置

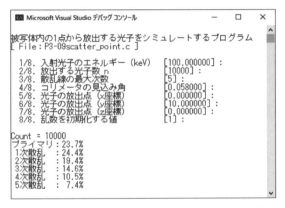

図 3-31　P3-09scatter_point.c を実行した画面

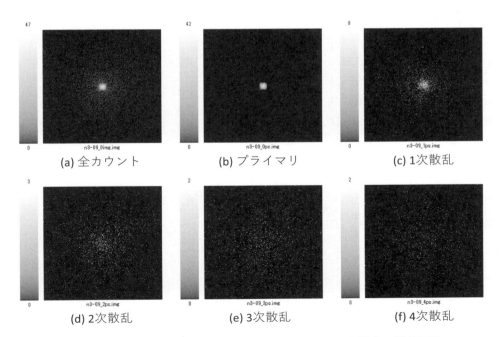

(a) 全カウント　　(b) プライマリ　　(c) 1次散乱

(d) 2次散乱　　(e) 3次散乱　　(f) 4次散乱

図 3-32　全カウント，プライマリ，1次散乱から4次散乱の検出画像
（対数調のグレーバーで表示）

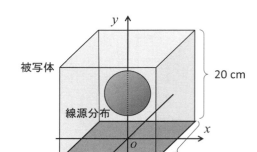

図 3-33　被写体内の球から光子を放出するシミュレーションのための座標系と
被写体および検出器の配置

布と幅を持つ．散乱線の割合は非常に大きくなり，それぞれの散乱次数で広く分布する．

3.10　被写体内の球線源（内部線源，均一被写体，多重散乱）

　被写体内部に球を設定し，その球内に線源を一様に分布させ，あらゆる方向に光子を放出する．球の線源分布は，図 3-33 に示すように立方体の被写体の中央に配置する．立方体ファントムの組成は水であると仮定する．光子の初期座標を求めるコードを以下に示す．

【P3-10scatter_sphere.c (scatter_sphere 関数の一部)】

```
// 光子の初期座標
// 半径 g_pr の球内の放出点
do {
    // 立方体内をランダムに算出
    ux = g_pr * (2 * dxor128() - 1);
    uy = g_pr * (2 * dxor128() - 1);
    uz = g_pr * (2 * dxor128() - 1);

    // 中心からの長さを算出
    w = sqrt(ux * ux + uy * uy + uz * uz);

} while (w > g_pr); // 長さが半径以下になるまで繰り返す

// 球の中心座標の補正
px = ux + g_px;
py = uy + g_py;
pz = uz + g_pz;
```

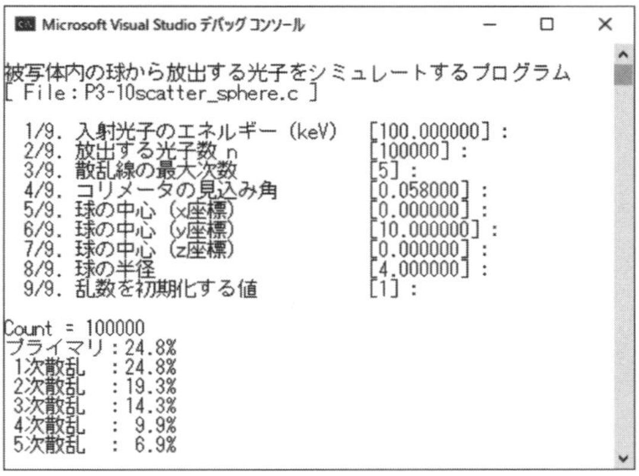

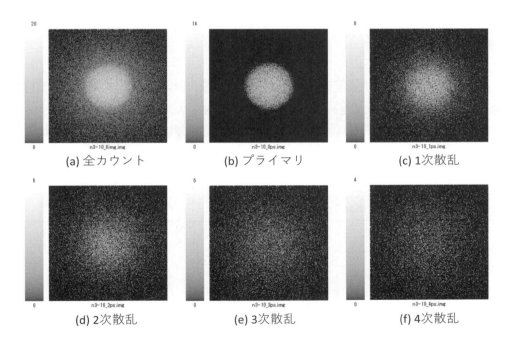

図 3-34　P3-10scatter_sphere.c を実行した画面

図 3-35　全カウント，プライマリ，1 次散乱から 4 次散乱の検出画像
（対数調のグレーバーで表示）

　光子の初期座標は，設定した球内でランダムに設定する．各軸方向が ± g_pr となる立方体内で乱数を用いてランダムに座標を求める．中心からの長さが半径 g_pr より大きい場合はもう一度計算し直す．原点を中心とした球内の座標が求まるので，設定した球の中心座標に平行移動して初期座標を決定する．
　プログラム P3-10scatter_sphere.c を実行した画面を図 3-34 に示す．入射光子エネルギーは 100 keV で実行している．また，放出する光子数は 100000 とした．そのときの全カウント，プライマリ，1 次散乱から 4 次散乱の検出画像を図 3-35 に示す．検出画像はすべて画像の最大値をもとに表示している．被写体の線源分布が球状なのでプライマリ画像は円の形がくっきりと表れている．散乱線の割合は点線

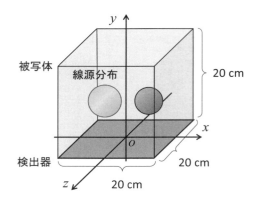

図 3-36　被写体内の 2 つの球から光子を放出するシミュレーションのための座標系と
被写体および検出器の配置

源とほぼ同じである．散乱次数が大きくなるに従って円の形がぼけて広く分布するようになる．

3.11　被写体内の濃度差線源（内部線源，均一被写体，多重散乱）

　図 3-36 に示すように大きさと濃度の異なる球を立方体の被写体内に配置する．立方体ファントムの組成は水であると仮定し，2 つの球は，濃度は異なるが線源は一様に分布させる．光子の初期座標を求めるには，球の体積と濃度の積を 2 つの球で算出し，その比を利用して球を選択する．選択された球において球内の任意の位置を初期座標とする．光子の初期座標を求めるコードを以下に示す．

【P3-11scatter_2spheres.c (scatter_2spheres 関数の一部)】

```c
// 光子の初期座標
// 2 つの球の濃度 x 体積の和から乱数を作成
w = (sv1 + sv2) * dxor128();
if (w <= sv1)
{
    // 球 (1) を選択
    // 半径 g_pr1 の球内の放出点
    do {
        // 立方体内をランダムに算出
        ux = g_pr1 * (2 * dxor128() - 1);
        uy = g_pr1 * (2 * dxor128() - 1);
        uz = g_pr1 * (2 * dxor128() - 1);

        // 中心からの長さを算出
        w = sqrt(ux * ux + uy * uy + uz * uz);

    } while (w > g_pr1); // 長さが半径以下になるまで繰り返す
```

```
        // 球の中心座標の補正
        px = ux + g_px1;
        py = uy + g_py1;
        pz = uz + g_pz1;
}
else
{

        // 球(2)を選択
        // 半径 g_pr2 の球内の放出点
        do {
                // 立方体内をランダムに算出
                ux = g_pr2 * (2 * dxor128() - 1);
                uy = g_pr2 * (2 * dxor128() - 1);
                uz = g_pr2 * (2 * dxor128() - 1);

                // 中心からの長さを算出
                w = sqrt(ux * ux + uy * uy + uz * uz);

        } while (w > g_pr2); // 長さが半径以下になるまで繰り返す

        // 球の中心座標の補正
        px = ux + g_px2;
        py = uy + g_py2;
        pz = uz + g_pz2;

}
```

左側の球は中心座標 $(px_1, py_1, pz_1) = (-4, 10, 0)$，半径 $pr_1 = 3$ cm，相対濃度 $pd_1 = 1$ に，右側の球は中心座標 $(px_2, py_2, pz_2) = (4, 10, 0)$，半径 $pr_2 = 2$ cm，相対濃度 $pd_2 = 3$ とする．初めに濃度と球の体積の積を求めておく．比を利用するので，定数については省略できる．1つ目の球の濃度と体積の積を sv_1，2つ目の球を sv_2 とすると

$$\begin{cases} sv_1 = pd_1 \times p\,r_1^{\ 3} \\ sv_2 = pd_2 \times p\,r_2^{\ 3} \end{cases} \tag{3-56}$$

となる．一様乱数 R を利用して $w = (sv_1 + sv_2) \times$ R を求め，w が sv_1 以下のとき1つ目の球を選択し，それ以外は2つ目の球を選択する．球が選択できたら，その球の半径と中心座標に従って光子の初期座標を求める．

　プログラム P3-11scatter_2spheres.c を実行した画面を図 3-37 に示す．入射光子エネルギーは 100 keV で実行している．また，放出する光子数は 100000 とした．そのときの全カウント，プライマリ，1次散乱から4次散乱の検出画像を図 3-38 に示す．検出画像はすべて画像の最大値をもとに表示している．右側の球と左側の球の大きさの違いと濃度の違いがはっきり表れている．散乱線の割合は球線源と

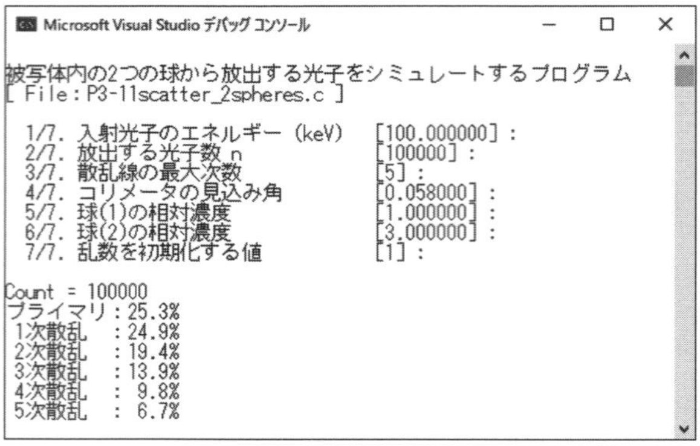

100　C言語によるモンテカルロシミュレーションの基礎と画像再構成への応用

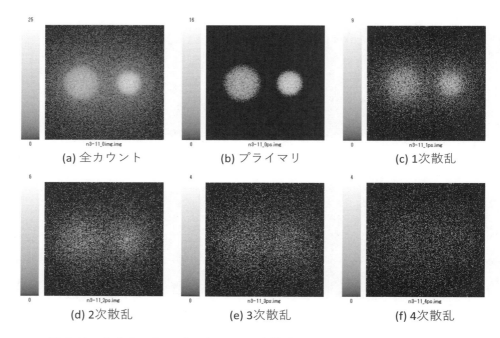

図 3-37　P3-11scatter_2spheres.c を実行した画面

図 3-38　全カウント，プライマリ，1 次散乱から 4 次散乱の検出画像
（対数調のグレーバーで表示）

ほぼ同じである．散乱次数が大きくなるに従って広く分布し，2 つの円の区別がつかなくなる．

3.12　被写体内の不均一組成（内部線源，不均一被写体，多重散乱）

図 3-39 に示すように大きさは同じで組成の異なる球を立方体の被写体内に配置する．立方体ファントムの組成は水であると仮定し，2 つの球は水と骨の異なる組成で線源濃度は等しくし，一様に分布させる．光子の初期座標を求めるには，球の体積と濃度は等しいので，1/2 の確率で球を選択する．選択

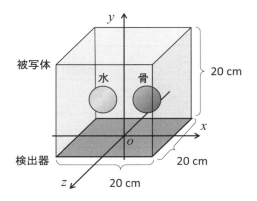

図 3-39 被写体内の水と骨を組成とする 2 つの球から光子を放出するシミュレーションのための座標系と被写体および検出器の配置

表 3-7 骨の x (momentum transfer) と atomic form factor $F_m(x)$ および分布関数 $\Phi(x)$

x	$F_m(x)$	$\Phi(x)$	x	$F_m(x)$	$\Phi(x)$
0	1.2650.E+01	0.0000	0.9	3.2523.E+00	10.4594
0.005	1.2643.E+01	0.0020	1	2.9707.E+00	11.3766
0.01	1.2626.E+01	0.0080	1.25	2.3167.E+00	13.3183
0.015	1.2598.E+01	0.0179	1.5	1.7784.E+00	14.7498
0.02	1.2558.E+01	0.0318	2	1.1309.E+00	16.5752
0.025	1.2508.E+01	0.0494	2.5	8.2788.E-01	17.6430
0.03	1.2448.E+01	0.0708	3	6.9348.E-01	18.4321
0.04	1.2301.E+01	0.1243	3.5	5.6491.E-01	19.0720
0.05	1.2126.E+01	0.1913	4	4.9133.E-01	19.5926
0.07	1.1714.E+01	0.3609	5	3.4841.E-01	20.3789
0.09	1.1262.E+01	0.5711	6	2.4923.E-01	20.8688
0.1	1.1031.E+01	0.6890	7	1.7813.E-01	21.1662
0.125	1.0464.E+01	1.0122	8	1.4167.E-01	21.3575
0.15	9.9132.E+00	1.3676	10	6.9201.E-02	21.5659
0.175	9.3811.E+00	1.7443	15	1.9018.E-02	21.6992
0.2	8.8675.E+00	2.1334	20	6.9314.E-03	21.7152
0.25	7.8969.E+00	2.9163	50	2.2509.E-04	21.7296
0.3	7.0269.E+00	3.6764	80	3.7894.E-05	21.7297
0.4	5.6699.E+00	5.0600	100	1.6373.E-05	21.7297
0.5	4.7940.E+00	6.2775	1000	5.1300.E-09	21.7297
0.6	4.2454.E+00	7.3928	1000000	4.3740.E-18	21.7297
0.7	3.8623.E+00	8.4556	1E+09	5.0634.E-27	21.7297
0.8	3.5455.E+00	9.4806			

された球において球内の任意の位置を初期座標とする．骨の球内では異なる数値で散乱させるので，骨で利用する x (momentum transfer) と分布関数 $\Phi(x)$ との表，および incoherent scattering function $S(x, Z)$ の表をそれぞれ表 3-7 と表 3-8 に示す．この表の数値は，骨の組成を Ca：45％，O：27％，C：

102　C言語によるモンテカルロシミュレーションの基礎と画像再構成への応用

表3-8　骨の x（momentum transfer）と incoherent scattering function S（x, Z）

x	S(x, Z)	x	S(x, Z)
0	0	0.9	9.5076.E+00
0.005	9.8169.E-03	1	9.8402.E+00
0.010	3.8701.E-02	1.25	1.0534.E+01
0.015	8.6262.E-02	1.5	1.1039.E+01
0.020	1.5045.E-01	2	1.1634.E+01
0.025	2.2974.E-01	2.5	1.1940.E+01
0.03	3.2184.E-01	3	1.2133.E+01
0.04	5.3461.E-01	3.5	1.2273.E+01
0.05	7.7016.E-01	4	1.2378.E+01
0.07	1.2532.E+00	5	1.2512.E+01
0.09	1.7066.E+00	6	1.2581.E+01
0.10	1.9208.E+00	7	1.2615.E+01
0.125	2.4361.E+00	8	1.2632.E+01
0.15	2.9487.E+00	10	1.2645.E+01
0.175	3.4565.E+00	15	1.2650.E+01
0.20	3.9487.E+00	20	1.2650.E+01
0.25	4.8492.E+00	50	1.2650.E+01
0.3	5.6210.E+00	80	1.2650.E+01
0.4	6.8235.E+00	100	1.2650.E+01
0.5	7.6693.E+00	1000	1.2650.E+01
0.6	8.2736.E+00	1000000	1.2650.E+01
0.7	8.7431.E+00	1E+09	1.2650.E+01
0.8	9.1451.E+00		

15%，H：8%，N：3%，P：2%として算出している．2つの球における放射線源の初期座標を決定するコードを以下に示す．

【P3-12scatter_2materials.c (scatter_2materials 関数の一部)】

```c
// 光子の初期座標
// 2つの球の濃度 x 体積の和から乱数を作成
w = (sv1 + sv2) * dxor128();
if (w <= sv1)
{
    // 球 ( 水 ) を選択
    mt = 0;
    // 初期エネルギーでの断面積の算出
    // 光電効果の断面積
    dpe = reference_linear(E0 / 1000, Wen, Wpe, 25);
    // 干渉性散乱の断面積算出
    dsc = reference_linear(E0 / 1000, Wen, Wsc, 25);
```

```
// 非干渉性散乱の断面積算出
dsi = reference_linear(E0 / 1000, Wen, Wsi, 25);
// 線減弱係数（水の密度を 1.0 g/cm^3 とする）
mu = dpe + dsc + dsi;
// 半径 g_pr1 の球内の放出点
do {
        // 立方体内をランダムに算出
        ux = g_pr1 * (2 * dxor128() - 1);
        uy = g_pr1 * (2 * dxor128() - 1);
        uz = g_pr1 * (2 * dxor128() - 1);

        // 中心からの長さを算出
        w = sqrt(ux * ux + uy * uy + uz * uz);

} while (w >= g_pr1); // 長さが半径以下になるまで繰り返す

        // 球の中心座標の補正
        px = ux + g_px1;
        py = uy + g_py1;
        pz = uz + g_pz1;
}
else
{

        // 球 ( 骨 ) を選択
        mt = 1;
        // 初期エネルギーでの断面積の算出
        // 光電効果の断面積
        dpe = reference_linear(E0 / 1000, Ben, Bpe, 33);
        // 干渉性散乱の断面積算出
        dsc = reference_linear(E0 / 1000, Ben, Bsc, 33);
        // 非干渉性散乱の断面積算出
        dsi = reference_linear(E0 / 1000, Ben, Bsi, 33);
        // 線減弱係数（骨の密度を 1.92 g/cm^3 とする）
        mu = (dpe + dsc + dsi) * 1.92;
        // 半径 g_pr2 の球内の放出点
        do {
                // 立方体内をランダムに算出
                ux = g_pr2 * (2 * dxor128() - 1);
                uy = g_pr2 * (2 * dxor128() - 1);
                uz = g_pr2 * (2 * dxor128() - 1);
                // 中心からの長さを算出
```

104　C言語によるモンテカルロシミュレーションの基礎と画像再構成への応用

```c
        w = sqrt(ux * ux + uy * uy + uz * uz);

    } while (w >= g_pr2-1e-8); // 長さが半径以下になるまで繰り返す


    // 球の中心座標の補正
    px = ux + g_px2;
    py = uy + g_py2;
    pz = uz + g_pz2;
}
```

2つの球で物質が異なるので，それぞれの球を選択したあとに断面積と線減弱係数を別々に算出する．散乱の次数計算においても2つの物質を考慮する．そのコードを以下に示す．

【P3-12scatter_2materials.c (scatter_2materials 関数の一部)】

```c
// 散乱の次数
for (is = 0; is <= g_so; is++)
{
    if (mt == 0)
    {
        // 水の場合
        // 物質の変更判定
        int fm = 0;
        if (k == 5) // 骨の球から入射
        {
            // 光子位置から被写体の端までの距離
            t = distance_rect(px, py, pz, ux, uy, uz, -g_tx / 2, g_tx / 2, 0, g_ty, -g_tz / 2, g_tz / 2);
        }
        else
        {
            // 光子位置から骨の球の端までの距離（t=-1 の場合は接点なし）
            t = distance_sphere(px, py, pz, ux, uy, uz, g_px2, g_py2, g_pz2, g_pr2, k);
            // 端が骨の球か判定
            if (t > 0)
            {
                fm = 1;  // 物質の変更あり
            }
            else
            {
                // 光子位置から被写体の端までの距離
                t = distance_rect(px, py, pz, ux, uy, uz, -g_tx / 2, g_tx / 2, 0, g_ty, -g_tz / 2, g_tz / 2);
```

```
                                  }
        }
        // 相互作用の決定
        switch (k = interaction(&d, t, mu, dpe, dsc))
        {
        case 0: // 透過
            if (fm == 1) k = 5; // 物質の変更
            break;
        case 1: // 光電効果（吸収）
            if (photoelectric(&th, &ph, &E1, E0) == 0) k = 4;
            break;
        case 2: // 干渉性散乱
            coherent(&th, &ph, &E1, E0, WFsin0, WFsin1);
            break;
        case 3: // 非干渉性散乱
            incoherent(&th, &ph, &E1, E0, WSsin0, WSsin1);
            break;
        }
}
else
{
        // 骨の場合
        // 光子位置から骨の球の端までの距離
        t = distance_sphere(px, py, pz, ux, uy, uz, g_px2, g_py2, g_pz2, g_pr2, k);
        // 相互作用の決定
        switch (k = interaction(&d, t, mu, dpe, dsc))
        {
        case 0: // 透過
            k = 5;  // 物質の変更
            break;
        case 1: // 光電効果（吸収）
            if (photoelectric(&th, &ph, &E1, E0) == 0) k = 4;
            break;
        case 2: // 干渉性散乱
            coherent(&th, &ph, &E1, E0, BFsin0, BFsin1);
            break;
        case 3: // 非干渉性散乱
            incoherent(&th, &ph, &E1, E0, BSsin0, BSsin1);
            break;
        }
}
```

```c
        // 透過・吸収のため終了
        if (k == 0 || k == 4) break;

        // 相互作用の位置 (cm)
        if (k == 5)
        {
            // 端まで移動（散乱なし）
            px += t * ux;
            py += t * uy;
            pz += t * uz;
            // 物質の変更
            if (mt == 0) mt = 1;
            else         mt = 0;
            // 散乱次数の維持
            is--;
        }
        else
        {
            px += d * ux;
            py += d * uy;
            pz += d * uz;
            // 散乱後の単位方向ベクトル
            after_dirction_vector(&ux, &uy, &uz, th, ph);
        }

        // エネルギーまたは物質が変更されたときに断面積を変更する
        if (E0 != E1 || k == 5)
        {
            if (mt == 0) // 水の場合
            {
                // 光電効果の断面積
                dpe = reference_linear(E1 / 1000, Wen, Wpe, 25);
                // 干渉性散乱の断面積算出
                dsc = reference_linear(E1 / 1000, Wen, Wsc, 25);
                // 非干渉性散乱の断面積算出
                dsi = reference_linear(E1 / 1000, Wen, Wsi, 25);
                // 線減弱係数（水の密度を 1.0 g/cm^3 とする）
                mu = dpe + dsc + dsi;
            }
            else // 骨の場合
```

```
        {
            // 初期エネルギーでの断面積の算出
            // 光電効果の断面積
            dpe = reference_linear(E1 / 1000, Ben, Bpe, 33);
            // 干渉性散乱の断面積算出
            dsc = reference_linear(E1 / 1000, Ben, Bsc, 33);
            // 非干渉性散乱の断面積算出
            dsi = reference_linear(E1 / 1000, Ben, Bsi, 33);
            // 線減弱係数（骨の密度を 1.92 g/cm^3 とする）
            mu = (dpe + dsc + dsi) * 1.92;
        }
    }

    // エネルギーを更新して次の次数へ
    E0 = E1;
}
```

2 つの物質がある場合，それらの物質へ入る場合と出る場合を考慮する．このコードでは相互作用の選択で k=5 の場合を物質の変更としている．物質により散乱の係数が異なるので，それらの係数を引数として変更する．物質やエネルギーが変更された場合は，改めて断面積と線減弱係数を算出する．骨の領域を球としているので，任意の座標を通る直線と球との交点までの距離を求める．直線の方程式は

$$\begin{cases} x = a_x t + p_x \\ y = a_y t + p_y \\ z = a_z t + p_z \end{cases} \tag{3-57}$$

と表される．ここで，(a_x, a_y, a_z) は直線の方向ベクトル，(p_x, p_y, p_z) は直線上の任意の点である．また，球の方程式は

$$(x - x_0)^2 + (y - y_0)^2 + (z - z_0)^2 = r^2 \tag{3-58}$$

と表される．ここで，(x_0, y_0, z_0) は球の中心座標，r は球の半径である．両者の交点を求めるため，(3-57) 式を (3-58) 式に代入して t について解くと以下のようになる．

$$At^2 + 2Bt + C = 0$$

$$\begin{cases} A = a_x^2 + a_y^2 + a_z^2 \\ B = a_x(p_x - x_0) + a_y(p_y - y_0) + a_z(p_z - z_0) \\ C = (p_x - x_0)^2 + (p_y - y_0)^2 + (p_y - y_0)^2 - r^2 \end{cases} \tag{3-59}$$

この式から判別式を利用して，判別式が 0 以下になる場合は直線が球内に入らないとする．それ以外の場合は，t について解いた値が直線状の任意の点 (p_x, p_y, p_z) と球の表面との距離になる．

$$t = \frac{-B \pm \sqrt{B^2 - AC}}{A} \tag{3-60}$$

交点は 2 点算出されるので，放射線の向き（方向ベクトル）を考慮して採用する点を決定する．任意の点を通る直線と球との交点までの距離を求める関数のコードを以下に示す．

108　C言語によるモンテカルロシミュレーションの基礎と画像再構成への応用

【P3-12scatter_2materials.c (distance_sphere 関数)】

```
// 球の外側までの距離を求める
// double  px; // 光子の x 座標
// double  py; // 光子の y 座標
// double  pz; // 光子の z 座標
// double  ax; // 光子の単位方向ベクトル（x 成分）
// double  ay; // 光子の単位方向ベクトル（y 成分）
// double  az; // 光子の単位方向ベクトル（z 成分）
// double  x0; // 球の中心（x 座標）
// double  y0; // 球の中心（y 座標）
// double  z0; // 球の中心（z 座標）
// double  r;  // 球の半径
// int     k;  // 物質の変更
double distance_sphere(double px, double py, double pz, double ax, double ay, double az, double x0,
double y0, double z0, double r, int k)
{
    double  t0, t1;    // 始点から境界までの距離 (cm)

    // 判別式 D（接点があるかの判定）
    // double A = ax * ax + ay * ay + az * az; (A = 1)
    double B = ax * (px - x0) + ay * (py - y0) + az * (pz - z0);
    double C = (px - x0) * (px - x0) + (py - y0) * (py - y0) + (pz - z0) * (pz - z0) - r * r;
    double D = B * B - C; // D = B * B - A * C;

    if (D <= 1e-8) return -1;  // 重解も含め接点なし

    t0 = -B + sqrt(D); // t0 = -B + sqrt(D) / A;
    t1 = -B - sqrt(D); // t1 = -B - sqrt(D) / A;
    if (k == 5) // 物質が変更された場合は，大きい値を返す
        if (t0 < t1)      return t1;
        else              return t0;
    if (t0 < 0 && t1 < 0)  return -1; // 両方負の場合，接点なし
    else if (t0 > 0 && t1 > 0)      // 両方正の場合，外部から入射（小さい方を返す）
        if (t0 < t1)      return t0;
        else              return t1;
    else if (t0 > 0)      return t0; // 片方正の場合，その値を返す
    else if (t1 > 0)      return t1;
    else                  return -2; // 例外
}
```

方向ベクトルは単位ベクトルで指定するので，必ず A=1 となり A を省いて計算する．算出される 2 つ

```
Microsoft Visual Studio デバッグ コンソール

被写体内の2つの異なる組成球から放出する光子をシミュレートするプログラム
[ File:P3-12scatter_2materails.c ]

 1/7. 入射光子のエネルギー (keV)    [100.000000] :
 2/7. 放出する光子数 n              [100000] :
 3/7. 散乱線の最大次数              [5] :
 4/7. コリメータの見込み角          [0.058000] :
 5/7. 球(1)の相対濃度               [1.000000] :
 6/7. 球(2)の相対濃度               [1.000000] :
 7/7. 乱数を初期化する値            [1] :

Count = 100000
プライマリ:22.6%
 1次散乱  : 25.1%
 2次散乱  : 20.1%
 3次散乱  : 14.6%
 4次散乱  : 10.5%
 5次散乱  :  7.2%
```

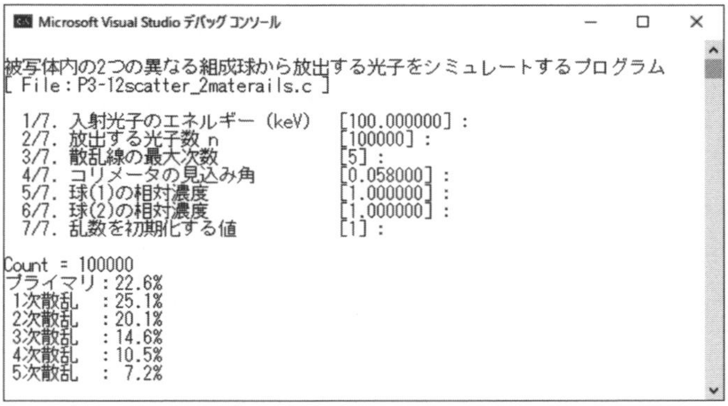

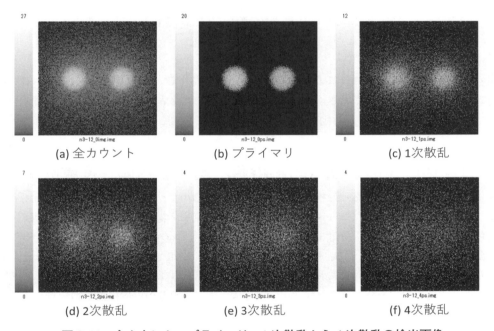

図 3-40　P3-12scatter_2materials.c を実行した画面

(a) 全カウント　(b) プライマリ　(c) 1次散乱
(d) 2次散乱　(e) 3次散乱　(f) 4次散乱

図 3-41　全カウント，プライマリ，1 次散乱から 4 次散乱の検出画像
（対数調のグレーバーで表示）

の点（t0 と t1）については，以下のように選択する．

0. 判別式が 0 以下の場合は接点なしとみなして -1 を返す．
1. 物質が変更された場合（k=5）は，大きい値を選択する．
2. 両方とも負の場合は放射線の向きが逆で接点はないとみなせるので -1 を返す．
3. 両方正の場合は，球の外部から放射になるので小さい方を返す
4. それ以外は球内部からの放射なので正の値を返す

プログラム P3-12scatter_2materials.c を実行した画面を**図 3-40** に示す．入射光子エネルギーは 100 keV で実行している．また，検出する光子数は 100000 とした．そのときの全カウント，プライマリ，1 次散乱から 4 次散乱の検出画像を**図 3-41** に示す．検出画像はすべて画像の最大値をもとに表示してい

110　C言語によるモンテカルロシミュレーションの基礎と画像再構成への応用

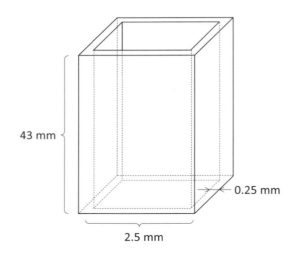

図 3-42　コリメータの配置（LEGP を仮定）

る．右側の球と左側の球で物質の差による数値の違いが多少表れている．プライマリでは，骨の減弱が大きいので左側の水の球の割合が大きくなり，散乱線では骨での散乱が大きいため右側の骨の割合が大きくなる．

3.13　コリメータの散乱（内部線源，均一被写体，多重散乱）

　コリメータは一般的に鉛で作られ，検出器の前に設置されるので，コリメータによる散乱も検出されることになる．ここでは，単純なコリメータを考えてその散乱を考慮した検出を行う．コリメータの形状は正六角形が多いが，図 3-42 に示すような 2.5×2.5 mm² の 1 つの画素に対して正方形の形状で表 3-6 に示した LEGP を仮定して設定する．検出器のサイズは 320×320 cm² で 128×128 pixels とした．コリメータの素材は鉛とし，光電効果における特性 X 線の K_α と K_β のエネルギーを 74.2 keV と 84.7 keV，それぞれが生じる確率の比を 0.65:0.35 とする[7]．被写体および点線源の位置は図 3-30 と同じものとする．コリメータによる散乱のコードを以下に示す．

【P3-13scatter_collimator2.c (collimator 関数)】

```
// コリメータの透過・吸収・散乱
int collimator(double *E1, int *ix, int *iz, double E0, double *p, double *u)
{
    int      i, j;
    double   mu;      // 線減弱係数（断面積の合計）
    double   dpe;     // 光電効果の断面積（吸収）
    double   dsc;     // 干渉性散乱の断面積
    double   dsi;     // 非干渉性散乱の断面積
    int      k = 0;   // 相互作用の種類
    double   d = 0;   // 自由行程長 (cm)
```

第 3 章　放射線計測への適用　111

```c
double  t = 0;   // 被写体の端までの距離 (cm)
double  th = 0;  // 散乱角（θ）
double  ph = 0;  // 方位角（φ）
double  w;       // 検出位置算出用
double  dt[6];   // 始点から被写体境界までの距離算出用
double  tm[6];   // 直方体の面の位置 (-x,+x,-y,+y,-z,+z)
int     ix1, iz1;

// コリメータ表面における画像座標 (pixel)
*ix = (int)floor(p[0] / g_pl + g_nx / 2 + 0.5);
if (*ix < 0 || *ix > g_nx - 1) return -1;  // 検出器の外側
*iz = (int)floor(p[2] / g_pl + g_nz / 2 + 0.5);
if (*iz < 0 || *iz > g_nz - 1) return -1;  // 検出器の外側

// コリメータ面の位置の算出
tm[0] = (*ix - 0.5 - g_nx / 2) * g_pl;  // -x 方向
tm[1] = (*ix + 0.5 - g_nx / 2) * g_pl;  // +x 方向
tm[2] = -g_ch;                          // -y 方向
tm[3] = 0;                              // +y 方向
tm[4] = (*iz - 0.5 - g_nz / 2) * g_pl;  // -z 方向
tm[5] = (*iz + 0.5 - g_nz / 2) * g_pl;  // +z 方向

// コリメータの 6 つの面までの距離
for (i = 0; i < 6; i++)
     dt[i] = 0;
if (u[0] != 0.0) {
     dt[0] = (tm[0] - p[0]) / u[0];
     dt[1] = (tm[1] - p[0]) / u[0];
}
if (u[1] != 0.0) {
     dt[2] = (tm[2] - p[1]) / u[1];
     dt[3] = (tm[3] - p[1]) / u[1];
}
if (u[2] != 0.0) {
     dt[4] = (tm[4] - p[2]) / u[2];
     dt[5] = (tm[5] - p[2]) / u[2];
}
// 直方体の境界までの最短距離を決める (cm)
t = 2 * g_ch;
j = 0;
for (i = 0; i < 6; i++) {
```

112　C言語によるモンテカルロシミュレーションの基礎と画像再構成への応用

```c
        // 6 つの中で正の数で最も小さい数値が最短距離になる
        if (dt[i] > 0 && dt[i] < t)          {
            t = dt[i];
            j = i;
        }
    }
    // 方向に対応したコリメータ 1 面の大きさを設定する
    switch (j)
    {
    case 0: // -x 方向
        tm[1] = tm[0];
        tm[0] -= g_cw;
        break;
    case 1: // +x 方向
        tm[0] = tm[1];
        tm[1] += g_cw;
        break;
    case 2: // -y 方向（そのまま検出される）
        return 0;
    case 3: // +y 方向（逆方向に出て行く）
        return -1; // これは存在しない
    case 4: // -z 方向
        tm[5] = tm[4];
        tm[4] -= g_cw;
        break;
    case 5: // +z 方向
        tm[4] = tm[5];
        tm[5] += g_cw;
        break;
    }
    // コリメータ壁面に当たった座標
    for (i = 0; i < 3; i++)
    {
        p[i] += t * u[i];
    }


    // 光電効果の断面積
    dpe = reference_linear(E0 / 1000, g_PbEn, g_PbPe, 25);
    // 干渉性散乱の断面積算出
    dsc = reference_linear(E0 / 1000, g_PbEn, g_PbSc, 25);
    // 非干渉性散乱の断面積算出
```

第 3 章　放射線計測への適用　113

```
dsi = reference_linear(E0 / 1000, g_PbEn, g_PbSi, 25);
// 線減弱係数（鉛の密度を g_PbDn とする）
mu = (dpe + dsc + dsi)*g_PbDn;

// 光子位置から被写体の端までの距離
t = distance_rect(p, u, tm);

// 相互作用の決定
switch (k = interaction(&d, t, mu, dpe, dsc))
{
case 1: // 光電効果（吸収）
        if (photoelectric(&th, &ph, E1, E0, g_PbCX) == 0) k = 4;
        break;
case 2: // 干渉性散乱
        coherent(&th, &ph, E1, E0, g_PbXm, g_PbPh, 45);
        break;
case 3: // 非干渉性散乱
        incoherent(&th, &ph, E1, E0, g_PbXm, g_PbSx, 45);
        break;
}
if (k == 4) return -1;  // 吸収
// 相互作用の位置 (cm)
for (i = 0; i < 3; i++)
{
        p[i] += d * u[i];
}
// 散乱後の単位方向ベクトル
after_dirction_vector(u, th, ph);

// y 軸の検出器とは逆方向（正の方向）は除外する
if (u[1] >= 0.0) return -1;

// 検出器面位置の算出（数学座標）(cm)
w = (p[1]-g_ch) / u[1]; // 奥面までの単位ベクトルのステップ数
p[0] += w * u[0];
p[2] += w * u[2];
p[1] = -g_ch;

// 検出器面における画像座標 (pixel)
ix1 = (int)floor(p[0] / g_pl + g_nx / 2 + 0.5);
iz1 = (int)floor(p[2] / g_pl + g_nz / 2 + 0.5);
```

114 C言語によるモンテカルロシミュレーションの基礎と画像再構成への応用

```
    switch (j)
    {
    case 0: // -x 方向 (*ix のセルか *ix-1 のセル, *iz は同じ)
        if (*ix == ix1 || *ix == ix1 + 1) *ix = ix1;
        else            return -1;
        if (*iz != iz1)  return -1;
        break;
    case 1: // +x 方向 (*ix のセルか *ix+1 のセル, *iz は同じ)
        if (*ix == ix1 || *ix == ix1 - 1) *ix = ix1;
        else            return -1;
        if (*iz != iz1)  return -1;
        break;
    case 4: // -z 方向 (*iz のセルか *iz-1 のセル, *ix は同じ)
        if (*iz == iz1 || *iz == iz1 + 1) *iz = iz1;
        else return -1;
        if (*ix != ix1) return -1;
        break;
    case 5: // +z 方向 (*iz のセルか *iz+1 のセル, *ix は同じ)
        if (*iz == iz1 || *iz == iz1 - 1) *iz = iz1;
        else return -1;
        if (*ix != ix1) return -1;
        break;
    }
    if (*ix < 0 || *ix > g_nx - 1) return -1;  // 検出器の外側
    if (*iz < 0 || *iz > g_nz - 1) return -1;  // 検出器の外側

    // 透過
    if (k == 0) return 0;
    // 散乱
    return 1;
}
```

光子はコリメータの上部に到達しているので，まずはコリメータのどの壁面に光子が当たるかを判断する．コリメータの空洞部分を直方体とみなし，光子の方向と直方体の6つの面との交点からの距離が正の数で最も小さくなる場合を光子が当たる面とする．下部方向に光子は進んでいるので $+y$ 方向の上面（j=3）には当たらないため除外する．$-y$ 方向の下面（j=2）はそのまま検出される．それら以外は，それぞれのコリメータ面に当たるのでコリメータの鉛の面を直方体として設定し，光子が当たった座標を求める．そこからコリメータの鉛内部に光子が入り込むので，そのときのエネルギー E0 に合わせた鉛の係数を求め，相互作用を決定する．吸収および上方向の場合を除外し，検出器面（コリメータの下部）に当たる位置を算出する．その座標がもとの座標および上下左右1画素進んだ座標のみを採用し，他は除外する．最後に透過と散乱を判断して関数を終了する．この関数では，相互作用は1回のみに限

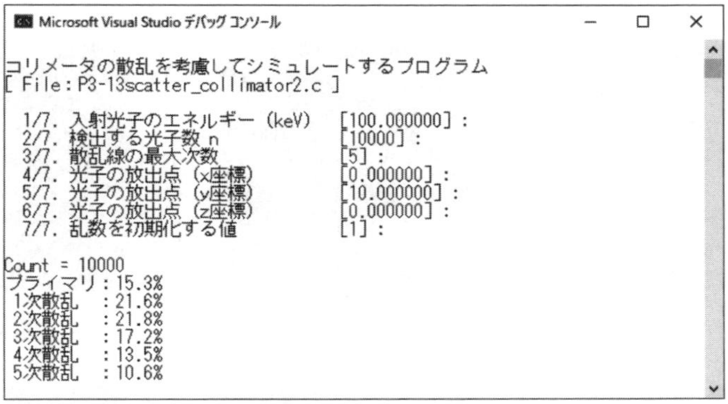

第 3 章　放射線計測への適用　115

```
Microsoft Visual Studio デバッグ コンソール          —    □    ×

コリメータの散乱を考慮してシミュレートするプログラム
[ File:P3-13scatter_collimator2.c ]

  1/7. 入射光子のエネルギー (keV)    [100.000000] :
  2/7. 検出する光子数 n            [10000] :
  3/7. 散乱線の最大次数            [5] :
  4/7. 光子の放出点（x座標）       [0.000000] :
  5/7. 光子の放出点（y座標）       [10.000000] :
  6/7. 光子の放出点（z座標）       [0.000000] :
  7/7. 乱数を初期化する値          [1] :

Count = 10000
プライマリ : 15.3%
1次散乱　　: 21.6%
2次散乱　　: 21.8%
3次散乱　　: 17.2%
4次散乱　　: 13.5%
5次散乱　　: 10.6%
```

図 3-43　P3-13scatter_collimator2.c を実行した画面

定し，コリメータ壁面の両側の画素のみを採用する．この関数は以下のようにして利用する．

【P3-13scatter_collimator2.c (scatter_collimator2 関数の一部)】

```
// コリメータの透過・吸収・散乱
// ia=0; そのまま検出または透過して検出
// ia=1; コリメータで散乱してから検出
// ia=-1; コリメータでの吸収や除外
if ((ia = collimator(&E1, &ix, &iz, E0, p, u)) == -1)
    continue;
if ((is += ia) > g_so) continue;  // 散乱の次数がオーバーした
if (ia == 1)  g_col[iz * g_nx + ix]++; // コリメータでの散乱画像
```

collimator 関数の戻り値が−1 の場合は，除外に相当するので continue 文でそのまま続行する．また，散乱次数がオーバーした場合もそのまま続行する．ia=1 の場合は，コリメータで散乱したことになるので，コリメータ散乱画像の作成に利用する．プログラム P3-13scatter_collimator2.c を実行した画面を図 3-43 に示す．入射光子エネルギーは 100 keV で実行している．また，検出する光子数は 10000 とした．そのときの全カウント，プライマリ，1 次散乱から 3 次散乱およびコリメータでの散乱の検出画像を図 3-44 に示す．コリメータの散乱は 2359 カウントだったので，全カウントの 23.6 ％程度となった．

3.14　検出エネルギー（内部線源，均一被写体，多重散乱）

　線源から放出された光子のエネルギーは散乱によって変化する．検出器で光子を検出する際にエネルギーも記録すれば，検出されるエネルギーの情報を引き出すことが可能となる．エネルギーの記録用に以下の配列を宣言する．

```
float* g_ena;          // 検出エネルギー（全カウント）
float* g_ens;          // 検出エネルギー（プライマリ＋散乱線）
float* g_enc;          // 検出エネルギー（コリメータによる散乱）
```

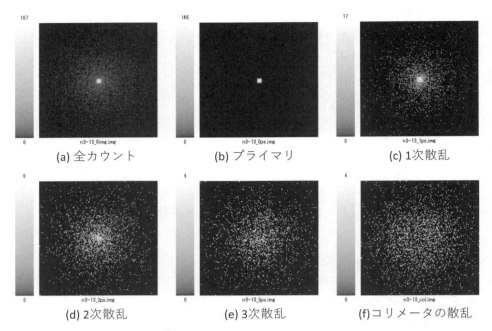

図 3-44 全カウント，プライマリ，1 次散乱から 3 次散乱およびコリメータの散乱の検出画像
（対数調のグレーバーで表示）

それぞれの配列に対してエネルギーの加算は以下のように行う．

```
g_enc[iz * g_nx + ix] += (float)E1; // コリメータでの散乱エネルギー画像
g_ens[is * g_nx * g_nz + iz * g_nx + ix] += (float)E1;
g_ena[iz * g_nx + ix] += (float)E1;
```

ここでは，それぞれ検出器でカウントされた場所にエネルギーの値を加えている．これらを以下に示すようにカウント数で割ることで平均のエネルギーが算出される．

```
// 検出エネルギーの平均
for (i = 0; i < g_nx * g_nz; i++) {
    if (g_img[i] != 0) g_ena[i] /= g_img[i];
    if (g_col[i] != 0) g_enc[i] /= g_col[i];
}
for (i = 0; i < g_nx * g_nz * (g_so + 1); i++)
    if (g_ips[i] != 0) g_ens[i] /= g_ips[i];
```

検出のカウントが 0 でないときに，カウント数で割って平均を出している．また，エネルギーごとのカウント数を算出するために以下の変数および配列を宣言する．

第 3 章　放射線計測への適用　117

```
int  g_ecmax = 1000;          // エネルギーカウントの最大値 (keV)
int* g_eca;                   // エネルギーカウント（全数）
int* g_ecs;                   // エネルギーカウント（プライマリ + 散乱線）
int* g_ecc;                   // エネルギーカウント（コリメータによる散乱）
```

1 keV ごとに記録するように，以下のコードでカウントを行う．

```
g_ecc[(int)E1]++;               // エネルギーカウント（コリメータによる散乱）
g_ecs[is * g_ecmax + (int)E1]++; // エネルギーカウント（プライマリ + 散乱線）
g_eca[(int)E1]++; // エネルギーカウント（全数）
```

これらは以下のように CSV 形式で保存し，Excel 等で解析できるようにする．

```
// エネルギーカウントの出力（CSV ファイル）
sprintf(fi, "%s_energy.csv", g_f1);
if ((fp = fopen(fi, "w" )) == NULL) {
    fprintf(stderr, "Error: file opne [n3-14_energy.csv]¥n" );
    exit(1);
}
fprintf(fp, "エネルギー (keV), 全数 , プライマリ , ");
for (i = 0; i < g_so; i++) {
    fprintf(fp, "%d 次散乱 , ", i + 1);
}
fprintf(fp, "コリメータ散乱 ¥n" );
for (i = 0; i < g_ecmax; i++) {
    fprintf(fp, "%d, %d, ", i, g_eca[i]);
    for (j = 0; j < g_so + 1; j++) {
        fprintf(fp, "%d, ", g_ecs[j * g_ecmax + i]);
    }
    fprintf(fp, "%d¥n" , g_ecc[i]);
}
fclose(fp);
```

プログラム P3-14scatter_energy.c を実行した画面を図 3-45 に示す．そのときの全カウント，プライマ
リ，1 次散乱から 3 次散乱およびコリメータでの散乱の検出エネルギー画像を図 3-46 に示す．線源のエ
ネルギーを 100 keV にしているので，画像の最大値は 100 に統一した．散乱次数が大きくなるにつれ
て画素の平均エネルギーは小さくなっている．次に，エネルギーに対するカウント数のグラフを図 3-47
と図 3-48 に示す．図 3-47 は，全数，1 次散乱線およびコリメータによる散乱に対するエネルギーのグ
ラフとなる．全数では 100 keV の散乱なしのカウントが最も大きくなり，それよりエネルギーの低い
ところに散乱のカウントが見られる．1 次散乱線は 100 keV に近いところが高くなっており，コリメー
タによる散乱は全体的に広がっている．74 keV あたりに少し高くなっているところは，鉛による特性

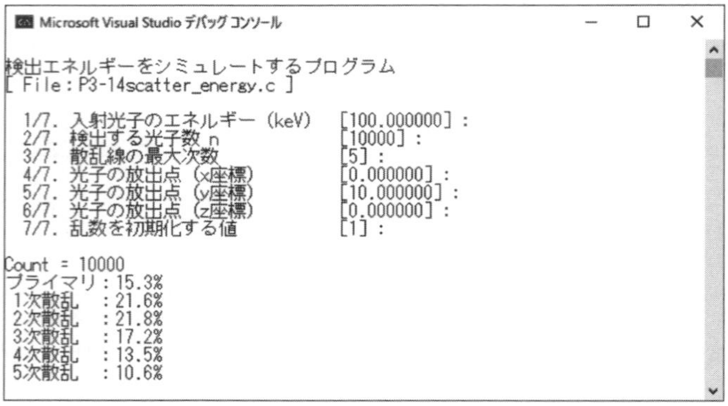

```
Microsoft Visual Studio デバッグ コンソール

検出エネルギーをシミュレートするプログラム
[ File：P3-14scatter_energy.c ]

 1/7. 入射光子のエネルギー (keV)   [100.000000] :
 2/7. 検出する光子数 n             [10000] :
 3/7. 散乱線の最大次数             [5] :
 4/7. 光子の放出点 (x座標)         [0.000000] :
 5/7. 光子の放出点 (y座標)         [10.000000] :
 6/7. 光子の放出点 (z座標)         [0.000000] :
 7/7. 乱数を初期化する値           [1] :

Count = 10000
プライマリ：15.3%
 1次散乱  ：21.6%
 2次散乱  ：21.8%
 3次散乱  ：17.2%
 4次散乱  ：13.5%
 5次散乱  ：10.6%
```

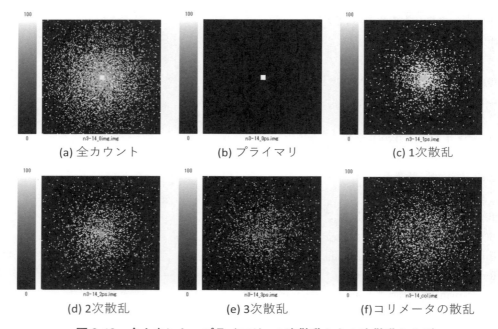

図 3-45　P3-14scatter_energy.c を実行した画面

(a) 全カウント　(b) プライマリ　(c) 1次散乱
(d) 2次散乱　(e) 3次散乱　(f)コリメータの散乱

図 3-46　全カウント，プライマリ，1 次散乱から 3 次散乱および
コリメータの散乱の検出エネルギー画像

X 線の影響である．**図 3-48** は，1 次散乱から 5 次散乱までのエネルギーに対するカウント数の積み上げグラフとなる．散乱次数が高くなるとエネルギーの低いところにカウントが多くなる様子が確認される．

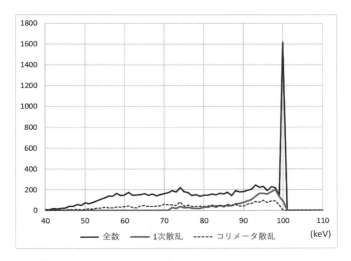

図 3-47　全数，1 次散乱，コリメータの散乱におけるエネルギーに対するカウント数

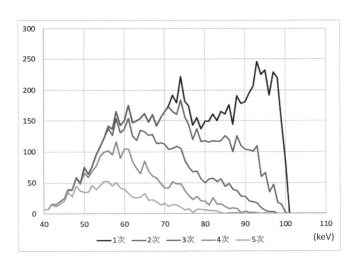

図 3-48　1 次散乱から 5 次散乱のエネルギーに対するカウント数の積み上げグラフ

3.15　検出エネルギーの揺らぎ（内部線源，均一被写体，多重散乱）

　検出器でエネルギーを計測するときは必ず揺らぎが発生する．その計測エネルギーの分解能は，NaI (Tl) シンチレータを用いた場合は 7 〜 9 % 程度が一般的である[8]．エネルギー分解能を 7 % と設定したとき，半値幅 FWHM は $0.07 \times E_0$ となる．E_0 は本来の光子エネルギーである．揺らぎをガウス関数とみなした場合，揺らいだエネルギー分布 $f_1(x)$ は以下のようになる．

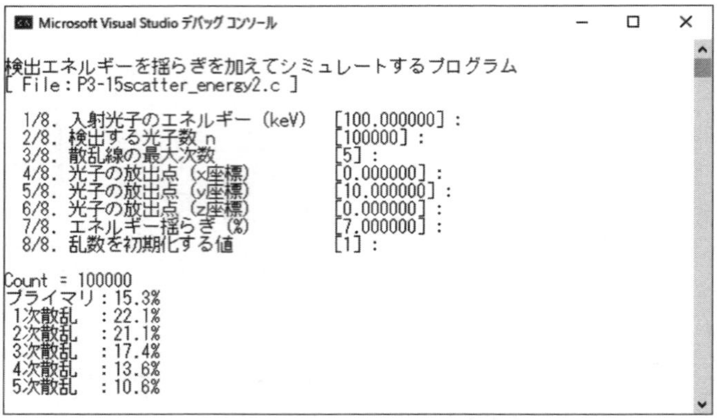

120　C言語によるモンテカルロシミュレーションの基礎と画像再構成への応用

図 3-49　P3-15scatter_energy2.c を実行した画面

$$\sigma = 0.07 \times E_0 / (2\sqrt{2\ln 2})$$

$$f_1(x) = f(E_0) \times \frac{1}{\sqrt{2\pi}\sigma} \exp[-\frac{(x-E_0)^2}{2\sigma^2}]$$

(3-61)

ここで，$f(E_0)$ はエネルギー E_0 のときの本来のカウント数を表す．プログラムでは標準偏差が σ のガウス乱数を発生させて，エネルギー E_0 に加えて揺らぎを再現する．その揺らぎを求める関数のコードを以下に示す．

【P3-15scatter_energy2.c (energy_fluctuation 関数)】

```
// エネルギーの揺らぎ
// double E1; // 光子のエネルギー
// double ef; // 検出器のエネルギー分解能
double energy_fluctuation(double E1, double ef)
{
    double  s = ef * E1 / (2 * sqrt(2 * log(2.0)));
    return s * gasdev(); // ガウス乱数を加える
}
```

gasdev 関数には，第 2 章第 4 節で解説したボックス＝ミュラー法を利用した．gasdev 関数は平均 0，標準偏差 1 のガウス雑音を返すので，それに半値幅から求めた標準偏差 s を乗算して戻り値としている．プログラム P3-15scatter_energy2.c を実行した画面を図 3-49 に示す．エネルギーの変化を滑らかにするために検出する光子数を 100,000 カウントとする．全数，1 次散乱，コリメータの散乱におけるエネルギーに対するカウント数のグラフを図 3-50 に示す．エネルギー分解能が落ちていることが見られる．また，入射光子のエネルギーである 100 keV よりも大きい値がエネルギーの揺らぎによって検出されている．また，1 次散乱から 5 次散乱までのエネルギーに対するカウント数の積み上げグラフを図 3-51 に示す．散乱線でも 100 keV よりも大きい値が検出されており，特に 1 次散乱が顕著である．

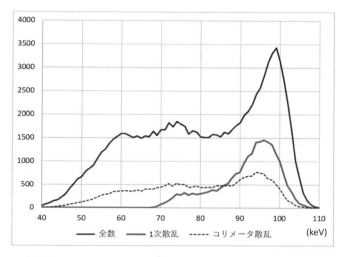

図 3-50　全数，1 次散乱，コリメータの散乱におけるエネルギーに対するカウント数
（エネルギーの揺らぎあり）

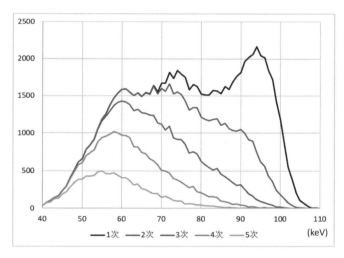

図 3-51　1 次散乱から 5 次散乱のエネルギーに対するカウント数の積み上げグラフ
（エネルギーの揺らぎあり）

3.16　吸収エネルギー（内部線源，均一被写体，多重散乱）

　光子が被写体内で吸収または散乱するとき，消失したエネルギーは被写体内に供給される．これまでのモンテカルロシミュレーションでは，被写体のどの位置でどのくらいのエネルギーが吸収されたかを算出することが可能である．光子エネルギーが変化したときの被写体の位置に変化分を加える関数を以下に示す．

122 C言語によるモンテカルロシミュレーションの基礎と画像再構成への応用

【P3-16scatter_energy3.c (add_energy 関数)】

```
// 吸収エネルギーの加算
// float *abe;  // 吸収エネルギーの３次元画像
// int    nx;   // ３次元画像の幅
// int    ny;   // ３次元画像の高さ
// int    nz;   // ３次元画像の奥行
// double *p;   // 位置座標 (cm)
// double pl;   // ３次元画像の画素長 (cm/pixel)
// double E;    // 吸収エネルギー (keV)
void add_energy(float* abe, int nx, int ny, int nz, double* p, double pl, double E)
{
    int ix, iy, iz;

    ix = (int)floor(p[0] / pl + nx / 2 + 0.5);
    if (ix < 0 || ix > nx - 1) return;  // 被写体検出の外側
    iy = (int)floor(p[1] / pl + 0.5);
    if (iy < 0 || iy > ny - 1) return;  // 被写体検出の外側
    iz = (int)floor(p[2] / pl + nz / 2 + 0.5);
    if (iz < 0 || iz > nz - 1) return;  // 被写体検出の外側

    abe[iz * nx * ny + iy * nx + ix] += (float)E; // エネルギーの加算
}
```

入力した位置座標（p[0] ～ p[2]）を軸ごとに被写体の３次元画像の座標系に変換する．記録する被写体領域から外れた場合は何もせずに関数を終わらせる．それ以外で，対象となる被写体位置にエネルギーを加算する．この関数は，散乱プログラムの光電効果の部分に以下のように追加する．

【P3-16scatter_energy3.c (scatter_energy3 関数の一部)】

```
case 1: // 光電効果（吸収）
    if (photoelectric(&th, &ph, &E1, E0, g_WtCX) == 0) {
        k = 4;
        add_energy(g_abe, g_mx, g_my, g_mz, p, g_pm, E0);  // すべて吸収
    }
    break;
```

光電効果では吸収になるので，加算エネルギーには E0 を指定する．また，散乱後のエネルギー変化の部分にも以下のように追加する．

【P3-16scatter_energy3.c (scatter_energy3 関数の一部)】

```
// エネルギー差の吸収
add_energy(g_abe, g_mx, g_my, g_mz, p, g_pm, E0 - E1);
```

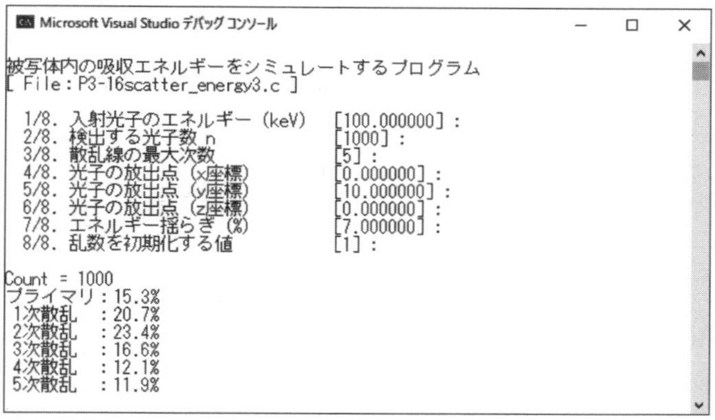

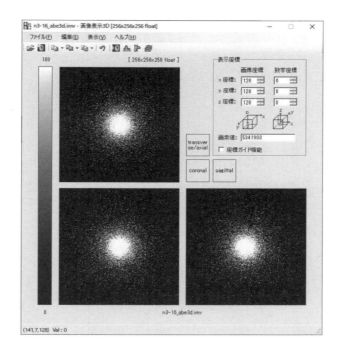

図 3-52　P3-16scatter_energy3.c を実行した画面

図 3-53　被写体内の吸収エネルギーの分布

```
// エネルギーを更新して次の次数へ
E0 = E1;
```

エネルギーを更新する前に，エネルギーの差分が吸収されたエネルギーとなる．プログラム P3-16scatter_energy3.c を実行した画面を図 3-52 に示す．被写体内での吸収や散乱は，数多く観測されるので，検出する光子数は 1,000 カウントとする．このプログラムを実行した被写体吸収の 3 次元画像を図 3-53 に示す．点線源のある中心付近が最も吸収量が大きくなり，外側に向かって数は少なくなり，

エネルギーも小さくなる.

参考文献 ―――――――――――――――――――――――――――――――――――――

1) Edge Energies. http://pfwww.kek.jp/sxspec/sx/edgetable.html. Accessed Octorber 2020.

2) 村松康司. 応用講座 2 軟 X 線分析.「第 7 回 SPring-8 夏の学校」応用講座 2 テキスト, 2007.

3) McNab J and Sandborg A. The EDAX EDITOR, Vol. 14, No.1, p.37.

4) 加藤二久. Personal Computer による Monte Carlo 計算. 日医放物理会誌, 2 (1), 17-29, 1982.

5) Hubbell JH, Veigele WJ, at el. Atomic Form Factors, Incoherent Scattering Functions, and Photon Scattering Cross Sections. J. Phys. Chem. Ref. Data, Vol.4, No.3, pp.471-538, 1975.

6) 佐藤健凪, 加藤二久. 結合エネルギーの効果とコヒーレント散乱について. 日医放物理会誌, 2 (1), 3l-47, 1982.

7) NIST, Physical measurement laboratory, X-Ray Transition Energies Database. https://www.nist. gov/pml/x-ray-transition-energies-database. Accessed June 2023.

8) 日本アイソトープ協会. NaI (Tl) シンチレーションスペクトロメータによる γ 線スペクトロメトリーガイダンス. 2015.

第4章 画像再構成への応用

　この章では単光子放射形 CT（single photon emission computed tomography：SPECT）の画像再構成問題に焦点を当てて，モンテカルロシミュレーションを用いた SPECT の計測データからの再構成，および吸収・散乱・コリメータによる検出器特性の各種補正法を解説する．

4.1　画像再構成問題

　一般的な X 線 CT などの画像再構成問題において，計測を Radon 変換とすると，そこから解析的な画像再構成が可能となる．**図 4-1** に示すような被写体分布 $f(x, y)$ と投影データ $g(X, \theta)$ を関係づける座標系を考える．被写体に固定した座標系を x-o-y とし，そこから θ 回転した座標系を X-o-Y とする．投影データは被写体分布の角度 θ に関する線積分となるので以下のように求められる．

$$g(X,\theta) = \int_{-\infty}^{\infty} f(x,y) dY \tag{4-1}$$

ここで，X と Y は以下の回転の式に従う．

$$\begin{cases} X = x\cos\theta + y\sin\theta \\ Y = -x\sin\theta + y\cos\theta \end{cases} \tag{4-2}$$

　(4-1) 式の線積分の変換を Radon 変換と呼ぶ．

　被写体分布が**図 4-2** に示すような円の場合，その投影データは円の方程式を解くことによって求められる．円の方程式は

$$x^2 + y^2 = r^2 \tag{4-3}$$

となるので，これを y について解くと以下のようになる．

$$y = \pm\sqrt{r^2 - x^2} \tag{4-4}$$

ここで，r は円の半径である．投影データ $g(x)$ は，2 つの y 座標の差に円の濃度値を掛けたものになるので，円の濃度値を 1 とすると

$$g(x) = 2\sqrt{r^2 - x^2} \tag{4-5}$$

となり，また，円は回転しても変わらないので，回転も含めた投影データ $g(X, \theta)$ は以下のようになる．

$$g(X,\theta) = 2\sqrt{r^2 - X^2} \tag{4-6}$$

円の投影データを作成するプログラムを以下に示す．

【P4-01projection_en.c (projection_en 関数)】

```
// *** 円の投影データの作成 ***
// float  *prj; // 投影データ
// int    px;  // 投影データのビン数
```

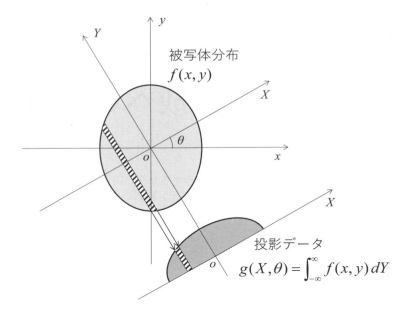

図 4-1　被写体と投影データの座標系

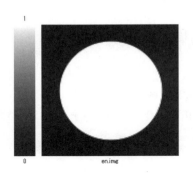

図 4-2　円の画像

```
// int    pa;   // 投影データの投影数
// double r;    // 円の半径
void projection_en(float* prj, int px, int pa, double r)
{
    int  i, j;

    for (i = 0; i < pa; i++) {
        for (j = 0; j < px; j++) {
            double x = j - px / 2;
            double d = r * r - x * x;
```

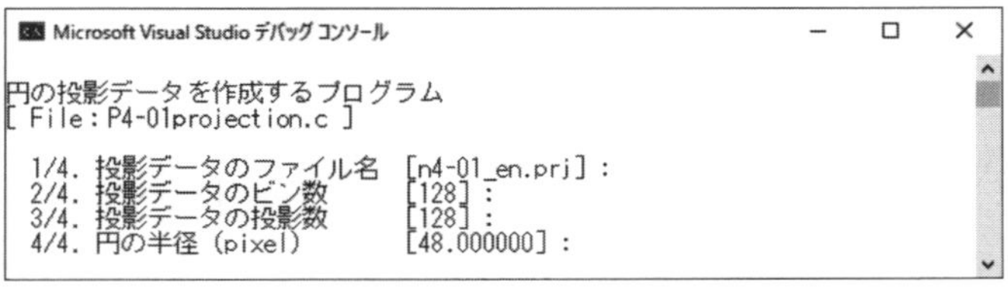

第 4 章　画像再構成への応用　127

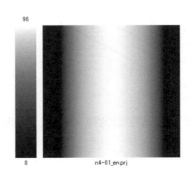

図 4-3　P4-01projection.c を実行した画面

図 4-4　円の投影データ（サイノグラム）

```
            if (d > 0) {
                prj[i * px + j] = 2 * sqrt(d);
            }
        }
    }
}
```

i は角度 θ 方向の繰り返しで j は X 方向の繰り返しとなる．(4-6) 式の平方根の中が正の場合のみ値を持ち，投影データに (4-6) 式の値を代入する．プログラム P4-01projection_en.c を実行した画面を図 4-3 に示す．投影データの X 方向のビン数を 128，θ 方向の投影数を 128 として円の半径を 48 pixels としたときの結果の画像を図 4-4 に示す．横を X 方向，縦を θ 方向で表したサイノグラムとして表示している．円を数学座標系の中心に配置したので θ 方向には変化がない．

投影データ $g(X, \theta)$ から被写体分布 $f(x, y)$ を逆に求める解析的な方法を解説する．この方法は (4-1) 式の Radon 変換を解析的に解く逆問題になる．実空間の座標 (x, y) に対応する周波数空間の座標を (u, v) で表し，被写体分布 $f(x, y)$ の 2 次元フーリエ変換関数を $F(u, v)$ とすると，2 次元フーリエ変換の定義式より

$$F(u,v) = \int_{-\infty}^{\infty} \int_{-\infty}^{\infty} f(x,y) e^{-2\pi i(ux+vy)} \, dx \, dy \tag{4-7}$$

と表される．デカルト座標系で表されている (u, v) と極座標系で表される (ρ, θ) の関係は

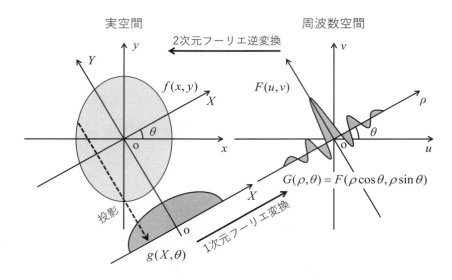

図 4-5 投影切断面定理（中央断面定理）

$$\begin{cases} u = \rho\cos\theta \\ v = \rho\sin\theta \end{cases} \tag{4-8}$$

となる．(4-8) 式を (4-7) 式に代入すると以下のようになる．

$$F(\rho\cos\theta, \rho\sin\theta) = \int_{-\infty}^{\infty}\int_{-\infty}^{\infty} f(x,y) e^{-2\pi i\rho(x\cos\theta + y\sin\theta)} dx\,dy \tag{4-9}$$

ここで座標系の回転から

$$X = x\cos\theta + y\sin\theta \tag{4-10}$$

となる．また，2重積分の x-o-y 座標系から X-o-Y 座標系への変換におけるヤコビアン（変換係数）が1になるので $dxdy = dXdY$ と表せる．以上より

$$\begin{aligned}
F(\rho\cos\theta, \rho\sin\theta) &= \int_{-\infty}^{\infty}\int_{-\infty}^{\infty} f(x,y) e^{-2\pi i\rho X} dX\,dY \\
&= \int_{-\infty}^{\infty} [\int_{-\infty}^{\infty} f(x,y) dY] e^{-2\pi i\rho X} dX \\
&= \int_{-\infty}^{\infty} g(X,\theta) e^{-2\pi i\rho X} dX \\
&= G(\rho,\theta)
\end{aligned} \tag{4-11}$$

となる．この式より，角度 θ の方向に撮られた投影データ $g(X, \theta)$ を変数 X について1次元フーリエ変換した $G(\rho, \theta)$ は，求めたい分布 $f(x, y)$ を2次元フーリエ変換した極座標表示における角度 θ 方向成分 $F(\rho\cos\theta, \rho\sin\theta)$ と等しくなる．よって，投影データ $g(X, \theta)$ を $0 \leq \theta \leq 2\pi$ に対して得ることにより，$f(x, y)$ のフーリエ変換関数 $F(u, v)$ は完全に定まることになる．したがって，その $F(u, v)$ を以下の式で2次元フーリエ逆変換すれば $f(x, y)$ が求められる．

$$f(x,y) = \int_{-\infty}^{\infty}\int_{-\infty}^{\infty} F(u,v) e^{2\pi i(ux+vy)} du\,dv \tag{4-12}$$

これが，投影切断面定理（中央断面定理）と呼ばれる関係である．この関係図を図 4-5 に示す．この関

係を直接アルゴリズムにして実行する方法は 2 次元フーリエ変換法と呼ばれる．この方法では周波数空間において，極座標系である $F(\rho\cos\theta, \rho\sin\theta)$ をデカルト座標系の $F(u, v)$ に変換する必要がある．その変換を避けるために（4-12）式の 2 次元フーリエ逆変換を極座標系のまま行う方法がフィルタ補正逆投影法（filtered back projection 法：FBP 法）である．2 次元フーリエ逆変換のデカルト座標系である uv 座標系を極座標系である動径方向 ρ，角度方向 θ の座標系で表すことを考える．uv 座標系から $\rho\theta$ 座標系への変換におけるヤコビアンは以下のように計算される．

$$\begin{vmatrix} \dfrac{\partial u}{\partial \rho} & \dfrac{\partial u}{\partial \theta} \\ \dfrac{\partial v}{\partial \rho} & \dfrac{\partial v}{\partial \theta} \end{vmatrix} = \begin{vmatrix} \cos\theta & -\rho\sin\theta \\ \sin\theta & \rho\cos\theta \end{vmatrix} = \rho\cos^2\theta + \rho\sin^2\theta = \rho \tag{4-13}$$

よって，$du\,dv = \rho\,d\rho\,d\theta$ となり，（4-12）式は以下のようになる．

$$f(x, y) = \int_0^{2\pi}\int_0^{\infty} F(\rho\cos\theta, \rho\sin\theta)e^{2\pi i\rho(x\cos\theta + y\sin\theta)}\rho\,d\rho\,d\theta \tag{4-14}$$

座標系の変換により積分範囲もそれに合わせる．ρ の積を $|\rho|$ とすることにより，ρ の範囲をマイナス領域に拡張すると以下のように表される．

$$f(x, y) = \frac{1}{2}\int_0^{2\pi}\left[\int_{-\infty}^{\infty} F(\rho\cos\theta, \rho\sin\theta)e^{2\pi i\rho X}|\rho|d\rho\right]d\theta \tag{4-15}$$

ここで，X は（4-10）式を利用している．この式は，投影データ $g(X, \theta)$ を X に対して 1 次元フーリエ変換した $F(\rho\cos\theta, \rho\sin\theta)$ に対し，周波数領域で $|\rho|$ によって表されるフィルタ関数を作用させてから 1 次元フーリエ逆変換し，それを θ 方向で積分することを意味する．θ 方向の積分は逆投影（back projection）と呼ばれる演算で，その前にフィルタを作用させる手順となるので filtered back projection と呼ばれる．この FBP 法の手順を図 4-6 に示す．その手順に沿ったプログラムを以下に示す．

【P4-02fbp.c (fbp 関数)】

```
// *** フィルタ補正逆投影法（FBP 法）***
// float  *img;  // 再構成画像
// int    nx;   // 再構成画像の幅
// int    ny;   // 再構成画像の高さ
// float  *prj;  // 投影データ
// int    px;   // 投影データのビン数
// int    pa;   // 投影データの投影数
void fbp(float* img, int nx, int ny, float* prj, int px, int pa)
{
    int  i;
    float* pri;  // 投影データの虚部

    // 画像領域の確保と初期化
    pri = (float*)malloc((size_t)g_px * g_pa * sizeof(float));
    for (i = 0; i < g_px * g_pa; i++)
        pri[i] = 0;
```

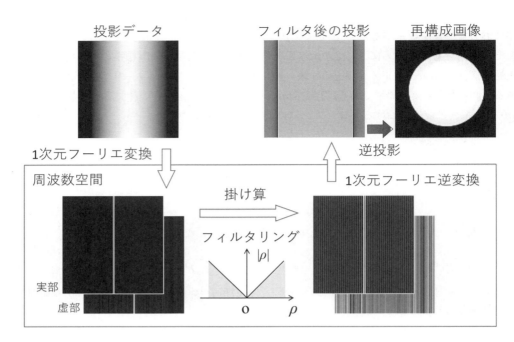

図 4-6　FBP 法の手順

```
    // 1 次元フーリエ変換
    fft1d(1, prj, pri, px, pa);

    // フィルタリング
    filter(prj, px, pa);
    filter(pri, px, pa);

    // 1 次元フーリエ逆変換
    fft1d(-1, prj, pri, px, pa);

    // 逆投影
    backprojection(img, nx, ny, prj, px, pa);

    free(pri);
}
```

フーリエ変換は高速フーリエ変換（fast Fourier transform：FFT）を用いている．フィルタリングは実部である prj と虚部である pri の両方で行う．フィルタには理論通りの $|\rho|$ である Ramp フィルタを用いている．その関数のプログラムを以下に示す．

【P4-02fbp.c (filter 関数)】

```c
// *** フィルタリング（Ramp フィルタ）***
// float *prj;  // 周波数空間投影データ
// int    px;   // 投影データのビン数
// int    pa;   // 投影データの投影数
void filter(float* prj, int px, int pa)
{
    int    i, j;
    double  h0 = 0.25;

    // フィルタの原点 h0 の計算
    for (i = 1; i < px / 2; i += 2)
        h0 -= 2.0 / (PI * PI * i * i);

    // フィルタリング（Ramp フィルタ）
    for (i = 0; i < pa; i++) {
        for (j = 0; j < px; j++) {
            double x = j - px / 2;
            double h = fabs(PI * x / px);  // | ρ |のフィルタ
            if (h == 0.0)  h = PI * h0;   // 原点の値
            prj[i * px + j] *= (float)h;
        }
    }
}
```

フィルタの原点は Ramp フィルタがナイキスト周波数で途切れるために，それを換算するように決めている．最後の逆投影は角度に従って画像領域に加えていく処理で，そのプログラムを以下に示す．

【P4-02fbp.c (backprojection 関数)】

```c
// *** 逆投影 ***
// float *img;  // 画像領域
// int    nx;   // 画像領域の幅
// int    ny;   // 画像領域の高さ
// float *prj;  // 投影データ
// int    px;   // 投影データのビン数
// int    pa;   // 投影データの投影数
void backprojection(float* img, int nx, int ny, float* prj, int px, int pa)
{
    int    i, j, k;

    // 線形補間用の変数
```

132　C 言語によるモンテカルロシミュレーションの基礎と画像再構成への応用

```c
        int     ix0, ix1;
        double  dx0, dx1;

        // 逆投影
        for (k = 0; k < pa; k++) {
                double th = 2 * PI * k / pa;
                double si = sin(th);
                double co = cos(th);

                for (i = 0; i < ny; i++) {
                        double y = ny / 2 - i;  // 数学座標に変換
                        for (j = 0; j < nx; j++) {
                                double x = j - nx / 2;  // 数学座標に変換
                                double xx = x * co + y * si; // 投影位置（回転）

                                // 画像座標に変換
                                xx += px / 2;
                                // 線形補間の準備
                                ix0 = (int)floor(xx);
                                ix1 = ix0 + 1;
                                if (ix0 < 0 || ix1 > px - 1) continue;
                                dx0 = xx - ix0;
                                dx1 = 1 - dx0;
                                // 線形補間の実行
                                img[i * nx + j] += (float)(dx1 * prj[k * px + ix0] + dx0 * prj[k * px + ix1]);
                        }
                }
        }

        // 逆投影の規格化
        for (i = 0; i < nx * ny; i++)
                img[i] /= (float)pa;
}
```

逆投影では角度に応じて逆投影画像の座標を回転させ，そこで線形補間を行って逆投影する値を算出する．その値を逆投影画像に加え，最後に角度方向の投影数で割って規格化を行う．プログラム P4-02fbp.c を実行した画面を図 4-7 に示す．n4-01_en.prj の投影データから再構成した結果の画像を図 4-8 に示す．画像の 4 つの角にアーチファクトが生じているが，図 4-2 に示した円の画像が再現されている．

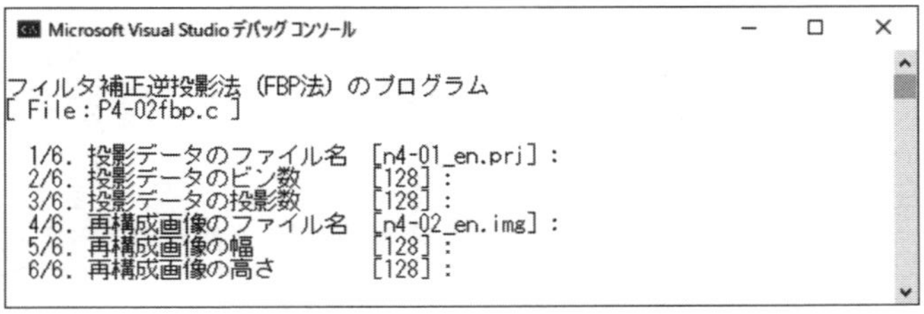

図 4-7　P4-02fbp.c を実行した画面

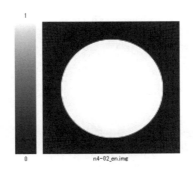

図 4-8　FBP 法による再構成画像

4.2　SPECT の計測と FBP 法

　SPECT は γ 線を放出する放射性同位元素（radioisotope：RI）を標識した薬剤を体内に静注し，その薬剤の効能に従って体内に分布した放射性同位元素の濃度分布を，体外に放出される γ 線を計測することで可視化する検査である．体外に配置された 2 次元検出器を体軸周りに 1 周まわしながら検出することで，3 次元の投影データを取得する．その 3 次元の投影データから横方向を動径，縦方向を角度で表したサイノグラムを取り出して，被写体の濃度分布を再構成する．SPECT の画像再構成では，X 線 CT などで用いられる画像再構成（FBP 法など）に対して図 4-9 に示した 3 つの大きな問題が生じる．1 つ目は光電効果による γ 線の吸収，2 つ目は干渉性および非干渉性散乱による散乱，そして 3 つ目はコリメータによる深さに依存した検出器特性である．3 つの問題は後の章で補正法を議論することにし，この章では SPECT の計測手順と通常の画像再構成法である FBP 法での再構成結果を示す．
　放射性同位元素の濃度分布が線源となり，そこから放出される光子（γ 線）をモンテカルロシミュレーションでシミュレートする．ここでは，図 4-10 に示すような幾何学的な配置で，円筒内に線源が一様に分布したファントムを考える．円筒ファントムの内部のある点 (px, py, pz) から単位ベクトル (ux, uy, uz) の方向に放出された光子が円筒の外側に達するまでの距離 t を算出する．先に xy 方向において光子の直線と円の交点を求める．光子の直線は

$$\begin{cases} x = ux \times t + px \\ y = uy \times t + py \\ z = uz \times t + pz \end{cases} \tag{4-16}$$

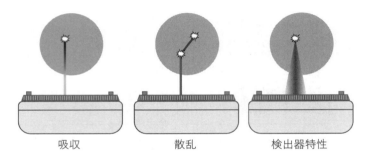

図4-9　SPECT画像再構成の3大問題

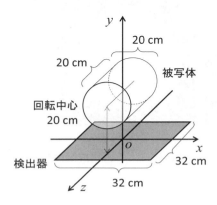

図4-10　円筒形ファントムの被写体および検出器の配置

となる．円筒の円の方程式は以下のようになる．
$$(x-x0)^2 + (y-y0)^2 = r^2 \tag{4-17}$$
ここで，$(x0, y0)$ は xy 平面での円の中心の座標，r は円の半径である．それらの交点は以下のように表される．

$$A \times t^2 + 2B \times t + C = 0$$
$$\begin{cases} A = ux^2 + uy^2 \\ B = ux \times (px - x0) + uy \times (py - y0) \\ C = (px - x0)^2 + (py - y0)^2 - r^2 \end{cases} \tag{4-18}$$

この2次方程式を解くことで t の値を求める．判別式 $D = B^2 - AC$ が 0 以下の場合は除外し，A の値が 0 の場合は z 軸に平行となるので，z 方向の円筒の端までの距離が t となる．2次方程式から解いた t の値から交点の z 座標を (4-16) 式より求める．それが円筒の端を越えている場合は，z 方向の直線の式に円筒の端を代入して t を逆算する．それ以外はそのまま t の値を用いる．このプログラムを以下に示す．

第 4 章　画像再構成への応用　135

【P4-03scatter_cylinder.c (distance_cylinder 関数)】

```
// 円筒形の外側までの距離を求める
// double  *p;  // 光子の (x, y, z) 座標
// double  *u;  // 光子の単位方向ベクトル（x, y, z 成分）
// double  *tm; // 円筒の面の位置（x0,y0,r,-z,+z 方向）
double distance_cylinder(double *p, double *u, double *tm)
{
      double  A, B, C, D; // 2 次方程式の係数
      double  t;          // 始点から被写体境界までの距離 (cm)
      double  z;

      // --- 被写体境界までの距離 t ---------------------
      // 円筒の被写体に対する点 (px, py, pz) からの距離算出
      // ベクトル方程式（点の座標と方向ベクトルより）
      // x = ux*t+px
      // y = uy*t+py
      // z = uz*t+pz
      // xy 面の円の端までの距離（円筒の側面に到達）
      // (x-x0)^2+(y-y0)^2=r^2
      // 交点
      // A*t^2+2*B*t+C=0
      // A = ux^2+uy^2
      // B = ux*(px-x0)+uy*(py-y0)
      // C = (px-x0)^2+(py-y0)^2-r^2
      A = u[0] * u[0] + u[1] * u[1];
      B = u[0] * (p[0] - tm[0]) + u[1] * (p[1] - tm[1]);
      C = (p[0] - tm[0]) * (p[0] - tm[0]) + (p[1] - tm[1]) * (p[1] - tm[1]) - tm[2] * tm[2];
      D = B * B - A * C;
      if (D <= 0) return 0;
      if (A == 0) {
            // z 軸に平行
            t = (tm[3] - p[2]) / u[2];
            if (t < 0)
                  t = (tm[4] - p[2]) / u[2];
      }
      else {
            t = (-B + sqrt(D)) / A;
            // z の値で判別（円筒の円の部分に到達）
            z = u[2] * t + p[2];
            if (z < tm[3])
                  t = (tm[3] - p[2]) / u[2];
```

136 　C 言語によるモンテカルロシミュレーションの基礎と画像再構成への応用

```
            else if (z > tm[4])
                    t = (tm[4] - p[2]) / u[2];
    }


    return t;
}
```

2 次方程式の係数 A，B，C を求め，判別式 D を求めた後，判別式による除外と z 軸に平行な場合を計算する．それ以外で，2 次方程式の根の公式から t を求め，円筒の端に到達している場合の計算を行う．以上より，円筒の端までの距離 t が求まる．円筒内の光子の位置の決定は以下のように行う．

【P4-03scatter_cylinder.c (scatter_cylinder 関数の一部)】

```
// 光子の円筒内の位置
// tm[0]:x0, tm[1]:y0, tm[2]:r, tm[3]:z0, tm[4]:z1
do {
        // 座標 ± tr の正方形内の任意座標の生成
        p[0] = tm[2]*(2 * dxor128() - 1);
        p[1] = tm[2]*(2 * dxor128() - 1);
        // 単位円内に限定する（等方的にするため）
        w = p[0] * p[0] + p[1] * p[1];
} while (w > tm[2]*tm[2]); // 半径 tr の円外の場合繰り返す
p[0] += tm[0]; // x 方向の円の中心座標補正
p[1] += tm[1]; // y 方向の円の中心座標補正
p[2] = (tm[4] - tm[3]) * dxor128() + tm[3]; // z 方向の座標
```

xy 座標は円内になるので，円内で一様になるように x 方向と y 方向を一辺が $2r$ の正方形内でランダムに決定し，それが円内に収まるまで繰り返す．その後，円の中心座標を補正して，z 方向は範囲内で一様乱数により決定する．出力は全カウント，プライマリおよび散乱線の画像とする．プログラム P4-03scatter_cylinder.c を実行した画面を図 4-11 に示す．全カウント，プライマリおよび散乱線の結果を図 4-12 に示す．プライマリと散乱線を加えたものが全カウントになるので，散乱線の広がりが全カウントでの周辺への広がりに影響を与えている．

　SPECT の計測では，この計測を被写体周りで回転させながら実行する．取得効率を考えて，図 4-13 に示すように 4 検出器で同時に取得するプログラムに変更する．光子が被写体から外部で放出された際の単位方向ベクトルと座標を回転角度に合わせて修正する．単位方向ベクトルについては，xy 平面にのみ回転するので，回転角が θ の場合，以下の回転の方程式を利用する．

$$\begin{pmatrix} u'_x \\ u'_y \end{pmatrix} = \begin{pmatrix} \cos\theta & \sin\theta \\ -\sin\theta & \cos\theta \end{pmatrix}\begin{pmatrix} u_x \\ u_y \end{pmatrix} \tag{4-19}$$

ここで，(u_x, u_y) は xy 方向の方向ベクトル，(u'_x, u'_y) は回転後の xy 方向の方向ベクトルである．よって，右側の $\theta = 90$ 度の場合

$$\begin{cases} u'_x = u_y \\ u'_y = -u_x \end{cases} \tag{4-20}$$

```
Microsoft Visual Studio デバッグ コンソール

均一な円筒ファントムからシミュレートするプログラム
[ File:P4-03scatter_cylinder.c ]

  1/7. 検出データのファイル名          [n4-03] :
  2/7. 検出器の幅                      [128] :
  3/7. 検出器の高さ                    [128] :
  4/7. 入射光子のエネルギー (keV)      [140.000000] :
  5/7. 検出する光子数 n                [1000000] :
  6/7. 散乱線の最大次数                [5] :
  7/7. 乱数を初期化する値              [1] :

Count = 1000000
プライマリ:32.9%
 1次散乱  :29.6%
 2次散乱  :17.1%
 3次散乱  :10.2%
 4次散乱  : 6.3%
 5次散乱  : 3.9%
```

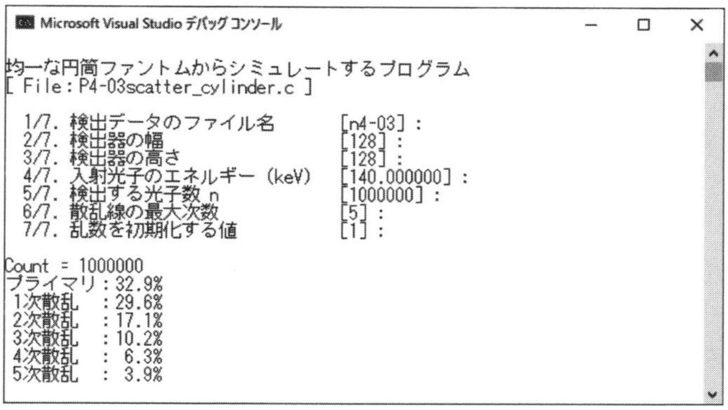

図 4-11　P4-03scatter_cylinder.c を実行した画面

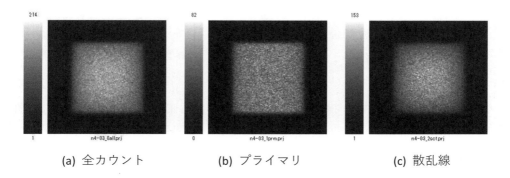

(a) 全カウント　　(b) プライマリ　　(c) 散乱線

図 4-12　円筒ファントムの実行結果

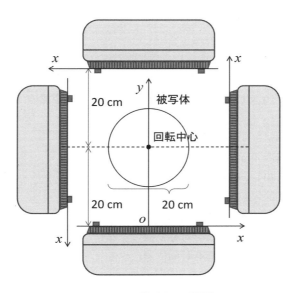

図 4-13　2 検出器の配置

138 C言語によるモンテカルロシミュレーションの基礎と画像再構成への応用

対向位置の $\theta = 180$ 度の場合

$$\begin{cases} u'_x = -u_x \\ u'_y = -u_y \end{cases}$$ (4-21)

左側の $\theta = 270$ 度の場合

$$\begin{cases} u'_x = -u_y \\ u'_y = u_x \end{cases}$$ (4-22)

となる. 座標については, 回転の位置を $(x0, y0)$ とすると以下のようになる.

$$\begin{pmatrix} x' \\ y' \end{pmatrix} = \begin{pmatrix} \cos\theta & \sin\theta \\ -\sin\theta & \cos\theta \end{pmatrix} \begin{pmatrix} x - x0 \\ y - y0 \end{pmatrix} + \begin{pmatrix} x0 \\ y0 \end{pmatrix}$$ (4-23)

ここで, (x, y) は回転前の座標, (x', y') は回転後の座標である. よって, 右側の $\theta = 90$ 度の場合

$$\begin{cases} x' = y - y0 + x0 \\ y' = -x + x0 + y0 \end{cases}$$ (4-24)

対向位置の $\theta = 180$ 度の場合

$$\begin{cases} x' = -x + 2 \times x0 \\ y' = -y + 2 \times y0 \end{cases}$$ (4-25)

左側の $\theta = 270$ 度の場合

$$\begin{cases} x' = -y + y0 + x0 \\ y' = x - x0 + y0 \end{cases}$$ (4-26)

となる. それぞれの方向は xy の方向ベクトルから決定でき, 右側は $u_x > 0$ で $|u_x| > |u_y|$, 対向位置 $u_y > 0$ で $|u_x| < |u_y|$, 左側は $u_x < 0$ で $|u_x| > |u_y|$ となる. これらのプログラムを以下に示す.

【P4-04projection_cylinder.c (projection_cylinder 関数の一部)】

```
// 右側の検出器：ux > 0 and |ux| > |uy| の場合
if (u[0] > 0 && fabs(u[0]) > fabs(u[1])) {
      double buf = u[0];
      u[0] = u[1];   // x 方向：y 方向の値
      u[1] = -buf;   // y 方向：x 方向の逆
      buf = p[0];
      p[0] = p[1] - g_y0 + g_x0; // x 座標：y 座標 - 中心までの距離
      p[1] = -buf + g_x0 + g_y0; // y 座標：x 座標 - 中心までの距離の逆
      i0 = 1;
}
// 対向位置の検出器：uy > 0 and |ux| < |uy| の場合
else if (u[1] > 0 && fabs(u[0]) < fabs(u[1])) {
      u[0] = -u[0];  // x 方向を逆にする
      u[1] = -u[1];  // y 方向を逆にする
      p[0] = -p[0] + 2 * g_x0; // x 座標を対称位置にする
      p[1] = -p[1] + 2 * g_y0; // y 座標を対向位置にする
      i0 = 2;
}
// 左側の検出器：ux < 0 and |ux| > |uy| の場合
```

```c
    else if (u[0] < 0 && fabs(u[0]) > fabs(u[1])) {
        double buf = u[0];
        u[0] = -u[1];  // x 方向：y 方向の逆
        u[1] = buf;    // y 方向：x 方向の値
        buf = p[0];
        p[0] = -p[1] + g_y0 + g_x0;  // x 座標：y 座標 - 中心までの距離の逆
        p[1] = buf - g_x0 + g_y0;    // y 座標：x 座標 - 中心までの距離
        i0 = 3;
    }
    // 正位値の検出器
    else
        i0 = 0;
```

このコードで光子の単位方向ベクトルと位置を修正することで，正位値の検出器で検出する幾何学配置となる．よって，この後の光子を検出するコードは変更する必要がなくなる．結果は保存用のフォルダを作成し，1 投影ずつ番号を付けて保存する．フォルダの作成は，以下のコードを用いる．

【P4-04projection_cylinder.c の一部】

```c
#include <direct.h>
・・・
int main(void)
{
・・・
        // 保存用フォルダの作成
        _mkdir(g_f1);
・・・
```

また，投影の作成には時間がかかるので，並列してプログラムを実行できるように作成する投影の開始番号と終了番号を入力するようにした．ただし，90 度ごとの 4 つの投影を同時に作成するので，番号の入力は 0 から投影数の 1/4 の 1 つ手前までとする．プログラム P4-04projection_cylinder.c を実行した画面を図 4-14 に示す．この画面では計算時間の短縮のため 1 投影が検出する光子数を 10,000 カウントとしている．今回利用するファントムで，サイノグラムの 1 投影（1 次元）のカウント数を標準の $2.5 \times 10^4 \sim 7.5 \times 10^4$ カウントにするには，2 次元での 1 投影が検出する光子数を 2,000,000 カウントから 6,000,000 カウントで利用する．プログラム P4-04projection_cylinder.c では，保存用のフォルダに投影番号を付けて 1 投影ずつ保存しているので，それを 3 次元投影データの 1 つのファイルにまとめるプログラムを以下に示す．

【P4-05mk3dprj.c (main 関数)】

```c
int main(void)
{
    int i;
```

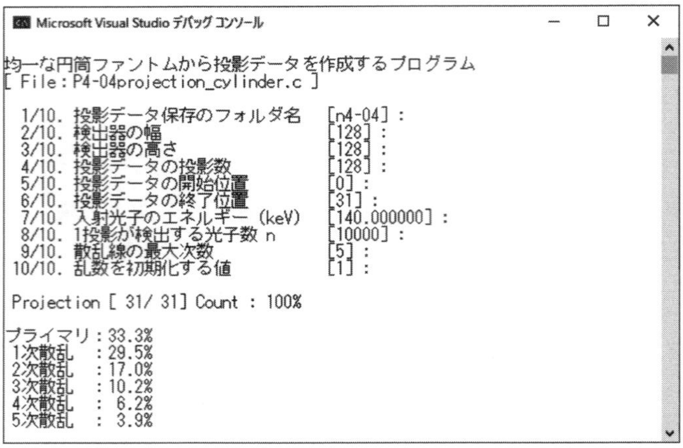

140　C言語によるモンテカルロシミュレーションの基礎と画像再構成への応用

図 4-14　P4-04projection_cylinder.c を実行した画面

```
    getparameter();

    // 画像領域の確保
    g_prj = (float*)malloc((size_t)g_px * g_pz * g_pa * sizeof(float));

    // 投影データの読み出し
    for (i = 0; i < g_pa; i++) {
        char fi[256];
        sprintf(fi, "%s/%s_%03d.prj", g_f1, g_f2, i);
        read_data(fi, g_prj + i * g_px * g_pz, g_px * g_pz);
    }

    // 3D 投影データの保存
    write_data(g_f3, g_prj, g_px * g_pz * g_pa);

    // 画像領域の開放
    free(g_prj);

    return 0;
}
```

2次元投影のファイルを番号順に読み出して，3次元投影データ (g_prj) の対応する位置に挿入する．
最後に3次元投影データとして保存する．プログラム P4-05mk3dprj.c を実行した画面を図 4-15 に示す．
このプログラムを用いて，全カウント，プライマリ，散乱線の各ファイルを3次元投影データとして保
存する．それらの結果を図 4-16 に示す．この3次元投影データは1投影が検出する光子数を 2,000,000

第 4 章 画像再構成への応用 141

図 4-15 P4-05mk3dprj.c を実行した画面

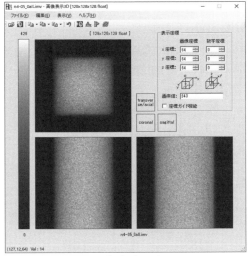

(a) 全カウント

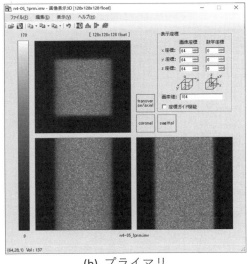

(b) プライマリ

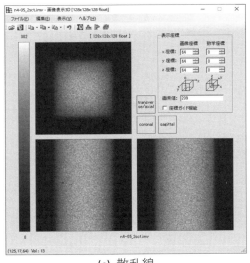

(c) 散乱線

図 4-16 円筒ファントムの 3 次元投影データ

142　C言語によるモンテカルロシミュレーションの基礎と画像再構成への応用

カウントとした結果である．これらの3次元投影データからFBP法で再構成を行うために，2次元の
サイノグラムを作成する．サイノグラムを作成するプログラムを以下に示す．

【P4-06sinogram.c (main 関数)】

```c
int main(void)
{
    int i, j;

    getparameter();

    // 画像領域の確保と初期化
    g_prj = (float*)malloc((size_t)g_px * g_pz * g_pa * sizeof(float));
    g_pr2 = (float*)malloc((size_t)g_px * g_pa * sizeof(float));
    for (i = 0; i < g_px * g_pz * g_pa; i++)
        g_prj[i] = 0;
    for (i = 0; i < g_px * g_pa; i++)
        g_pr2[i] = 0;

    // 3D 投影データの保存
    read_data(g_f1, g_prj, g_px * g_pz * g_pa);

    // サイノグラムの作成
    for (i = 0; i < g_pa; i++) {
        for (j = 0; j < g_px; j++) {
            g_pr2[i * g_px + j] = g_prj[i * g_px * g_pz + g_sn * g_px + j];
        }
    }

    // 投影データの保存
    write_data(g_f2, g_pr2, g_px * g_pa);

    // 画像領域の開放
    free(g_prj);
    free(g_pr2);

    return 0;
}
```

3次元投影データ (g_prj) を読み出して，指定された z 方向のスライス位置 (g_sn) の投影を取り出し，
サイノグラム (g_pr2) に挿入する．プログラム P4-06sinogram.c を実行した画面を図 4-17 に示す．スラ
イス位置は中央の 64 スライスを指定している．このプログラムを用いて，全カウントとプライマリの

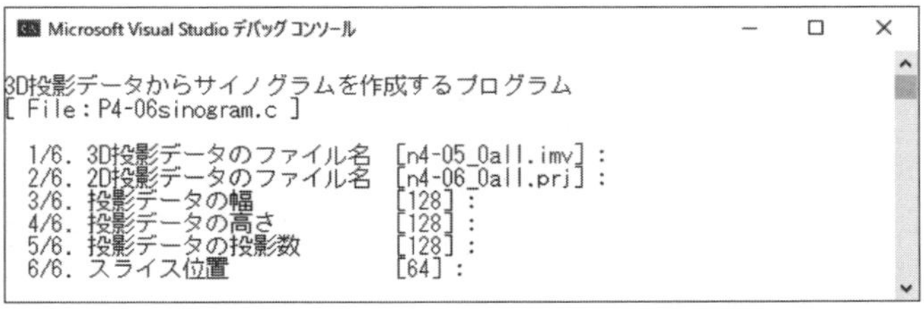

図 4-17　P4-06sinogram.c を実行した画面画像

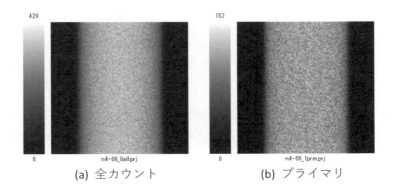

(a) 全カウント　　　(b) プライマリ

図 4-18　円筒ファントムのサイノグラム

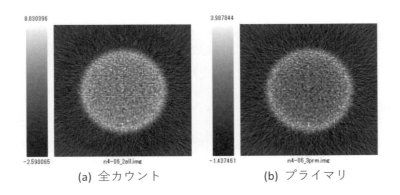

(a) 全カウント　　　(b) プライマリ

図 4-19　円筒ファントムのサイノグラムからの FBP 再構成

サイノグラムを作成する．それらの結果を図 4-18 に示す．また，それらのサイノグラムからプログラム P4-02fbp.c を利用して FBP 法で再構成した結果を図 4-19 に示す．全カウントでは散乱線の影響で円筒の境界線がぼやけているが，プライマリでは境界線がくっきりしている．プライマリでは，円筒の中央部分の値が小さくなっているのが目立ち，光電効果による吸収の影響がはっきりと見られる．

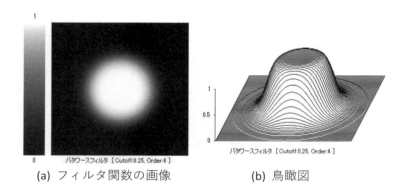

(a) フィルタ関数の画像　　(b) 鳥瞰図

図 4-20　バタワースフィルタの形状（カットオフ周波数：0.25 cycle/pixel，オーダー：4）

4.3　バタワースフィルタ

再構成画像では，カウント不足によるポアソン雑音の影響が大きく，ざらついた画像となる．その影響を軽減するために低域通過フィルタ（ローパスフィルタ）が用いられる．核医学画像でよく用いられる低域通過フィルタには，バタワース（Butterworth）フィルタがある．バタワースフィルタで用いられる関数は以下の式となる．

$$H(u,v) = \frac{1}{1+\left(\sqrt{u^2+v^2}/w\right)^{2n}} \tag{4-27}$$

ここで，w はカットオフ周波数，n はオーダーである．カットオフ周波数が 0.25 cycle/pixel，オーダーが 4 の場合のバタワースフィルタの形状を図 4-20 に示す．左側が画像で右側が鳥瞰図である．画像再構成の前処理としてフィルタを用いるので，3 次元投影データの各 2 次元投影をフーリエ変換し，周波数空間でこのフィルタを乗算する．バタワースフィルタの形状を作成するプログラムを以下に示す．

【P4-07butterworth.c (butterworth 関数)】

```
// *** バタワースフィルタ ***
// float *btw;  // バタワースフィルタ画像
// int    nx;   // バタワースフィルタの幅
// int    ny;   // バタワースフィルタの高さ
// double cf;   // バタワースフィルタのカットオフ周波数
// double od;   // バタワースフィルタの次数（オーダー）
void butterworth(float* btw, int nx, int ny, double cf, double od)
{
    int  i, j;

    for (i = 0; i < ny; i++) {
        double y = (ny / 2 - i) / (double)ny;
        for (j = 0; j < nx; j++) {
```

```
            double x = (j - nx / 2) / (double)nx;
            double r = sqrt(x * x + y * y);
            btw[i * nx + j] = (float)(1 / (1 + pow(r / cf, 2 * od)));
        }
    }
}
```

2次元検出器における1投影の大きさに合わせてバタワースフィルタを作成する．フィルタ関数は（4-27）式をそのまま利用する．周波数空間でフィルタ関数を乗算する流れを以下に示す．

【P4-07butterworth.c (main 関数)】

```
int main(void)
{
    int i, j;

    getparameter();

    // 画像領域の確保と初期化
    g_prj = (float*)malloc((size_t)g_px * g_pz * g_pa * sizeof(float));
    g_pri = (float*)malloc((size_t)g_px * g_pz * g_pa * sizeof(float));
    g_btw = (float*)malloc((size_t)g_px * g_pz * sizeof(float));
    for (i = 0; i < g_px * g_pz * g_pa; i++)
        g_pri[i] = 0;

    // 投影データの読み出し
    read_data(g_f1, g_prj, g_px * g_pz * g_pa);

    // 2 次元フーリエ変換
    for (i = 0; i < g_pa; i++)
        fft2d(1, g_prj + i * g_px * g_pz, g_pri + i * g_px * g_pz, g_px, g_pz);

    // バタワースフィルタ
    butterworth(g_btw, g_px, g_pz, g_cf, g_od);
    for (i = 0; i < g_pa; i++) {
        for (j = 0; j < g_px * g_pz; j++) {
            g_prj[i * g_px * g_pz + j] *= g_btw[j];
            g_pri[i * g_px * g_pz + j] *= g_btw[j];
        }
    }

    // 2 次元フーリエ逆変換
```

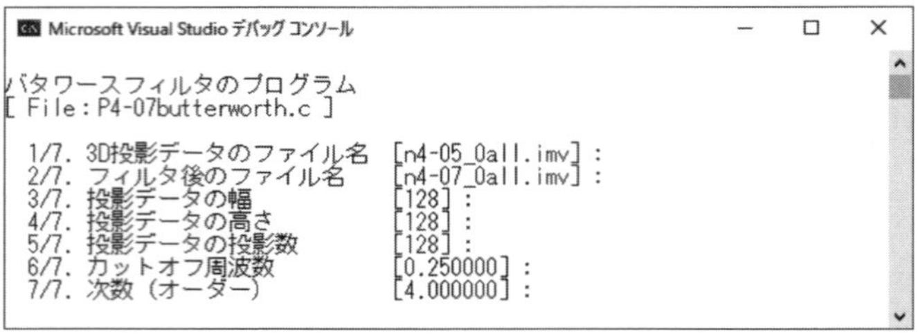

146　C言語によるモンテカルロシミュレーションの基礎と画像再構成への応用

```
■ Microsoft Visual Studio デバッグ コンソール                    —    □    ×

バタワースフィルタのプログラム
[ File:P4-07butterworth.c ]

  1/7. 3D投影データのファイル名  [n4-05_0all.imv] :
  2/7. フィルタ後のファイル名    [n4-07_0all.imv] :
  3/7. 投影データの幅           [128] :
  4/7. 投影データの高さ         [128] :
  5/7. 投影データの投影数       [128] :
  6/7. カットオフ周波数        [0.250000] :
  7/7. 次数（オーダー）        [4.000000] :
```

図 4-21　P4-07butterworth.c を実行した画面

```
        for (i = 0; i < g_pa; i++)
            fft2d(-1, g_prj + i * g_px * g_pz, g_pri + i * g_px * g_pz, g_px, g_pz);

        // 投影データの保存
        write_data(g_f2, g_prj, g_px * g_pz * g_pa);

        // 画像領域の開放
        free(g_prj);
        free(g_pri);
        free(g_btw);

        return 0;
    }
```

2次元フーリエ変換は高速フーリエ変換（FFT）を用いて，2次元の投影ごとに行う．バタワース
フィルタはフィルタ関数の画像 (g_btw) を作成し，周波数空間の実部 (g_prj) と虚部 (g_pri) に乗算す
る．それを2次元フーリエ逆変換することでフィルタ後の3次元投影データを得る．プログラム P4-
07butterworth.c を実行した画面を図 4-21 に示す．このプログラムを用いて，全カウントとプライマリ
の3次元投影データに対してフィルタリングを行う．それらの結果を図 4-22 に示す．全体が平滑化され，
ぼかされていることが確認される．この3次元投影データからプログラム P4-06sinogram.c でサイノグ
ラムを作成した結果を図 4-23 に，そのサイノグラムからプログラム P4-02fbp.c で再構成した画像を図
4-24 に示す．平滑化によって，再構成画像が全体的に滑らかになっている．この後の各種補正は，バ
タワースフィルタで平滑化した投影データに対して行った結果を示す．

4.4　減弱補正

　被写体から放出された光子は光電効果による吸収や散乱によって減弱される．全カウントやプライ
マリの投影データから再構成した画像で中央部分が低くなっているのが，減弱の影響によるものである．
プライマリの再構成画像で中央部分がより低くなっているのは，散乱がなく光電効果による吸収の影響
のみであるのが原因である．吸収および散乱による減弱を補正する方法には，FBP 法の再構成の前に
補正を行う前補正法と後に行う後補正法がある．この節では，Sorenson による前補正法と Chang によ

第 4 章　画像再構成への応用　147

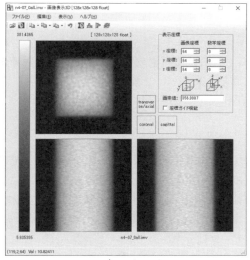
(a) 全カウント

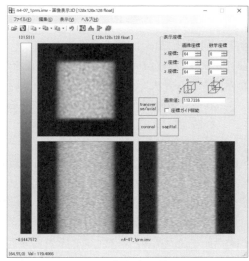
(b) プライマリ

図 4-22　バタワースフィルタ後の 3 次元投影データ

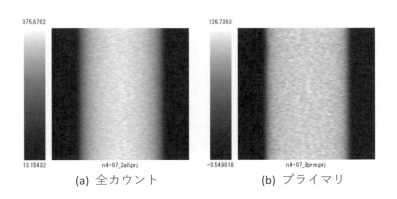
(a) 全カウント　　　　　　　(b) プライマリ

図 4-23　バタワースフィルタ後の円筒ファントムのサイノグラム

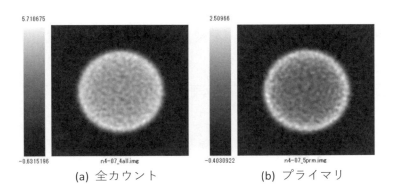
(a) 全カウント　　　　　　　(b) プライマリ

図 4-24　バタワースフィルタ後の FBP 再構成画像

148　C言語によるモンテカルロシミュレーションの基礎と画像再構成への応用

る後補正法について解説する.

4.4.1　前補正法

　前補正法は，得られた投影データに補正を加えてから，FBP法で再構成することにより減弱補正された画像を得る方法である．この方法は，以下の3つのことを基本として導かれている.
　　　① 被写体の断面が円または楕円である.
　　　② 断面内のRIの分布が一様である.
　　　③ 断面内でのγ線の線減弱係数μが一定である.
SPECTの投影データは，γ線が被写体内で減弱するため，検出器に近い部分から放出されたγ線の情報を多く含んでいる．よって前補正法では，互いに180度対向する投影データを平均化し，それにファクターをかけて投影データを作成し直す．平均化には算術平均あるいは幾何平均を利用する．具体的には，次のような補正式が提案されている.

　投影データ$g_0(X,\theta)$に対して，それと対向する投影データは$g_0(-X,\theta+\pi)$と表される．これらの算術平均，幾何平均をそれぞれ$g_A(X,\theta)$，および$g_G(X,\theta)$とすると以下のように表される.

$$g_A(X,\theta) = \frac{g_0(X,\theta)+g_0(-X,\theta+\pi)}{2} \tag{4-28}$$

$$g_G(X,\theta) = \sqrt{g_0(X,\theta)\cdot g_0(-X,\theta+\pi)} \tag{4-29}$$

算術平均を用いて補正した投影データを$g_C(X,\theta)$とすると，投影データの補正法には以下のようなものがある.

$$g_C(X,\theta) = \frac{2}{2-\mu T}g_A(X,\theta) \tag{4-30}$$

また，幾何平均を用いたSorenson法で補正した投影データを$g_S(X,\theta)$とすると以下のようになる.

$$g_S(X,\theta) = \frac{\mu T}{1-e^{-\mu T}}g_G(X,\theta) \tag{4-31}$$

ここで，Tは投影データが被写体を通過する長さで，Xとθの関数となる．幾何平均は算術平均に比べて，極端に大きな，または極端に小さな値の影響を抑える効果があるので，一般的には幾何平均を用いたSorenson法が前補正法として有名である[1]．Sorenson法による補正処理の流れを**図4-25**に示す.

　前補正法をプログラムにするにはTの長さを求める必要がある．円筒のデータにおいて被写体の中心線から輪郭までの長さTは円の輪郭までの長さなので（4-6）式を利用する．これを用いてSorenson法で投影データを補正するプログラムを以下に示す.

【P4-08sorenson.c (sorenson 関数)】

```
// Sorenson の前補正法で投影データを補正する関数
// float    *prj;  // 投影データ
// int      px;    // 投影データのビン数
// int      pa;    // 投影データの投影数
// double   r;     // 円の半径（cm）
// double   pl;    // ピクセル長（cm）
// double   mu;    // 線減弱係数（1/cm）
```

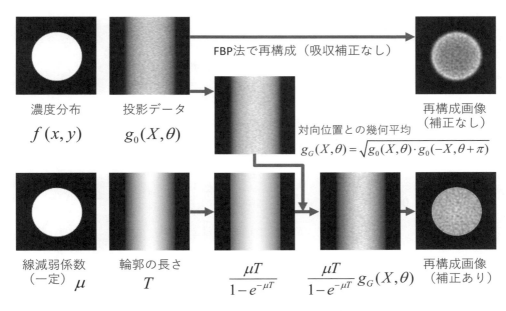

図 4-25　前補正法である Sorenson 法による補正処理の流れ

```
void sorenson(float *prj, int px, int pa, double r, double pl, double mu)
{
    int    i, j;
    float* T;

    T = (float*)malloc((size_t)px * pa * sizeof(float));

    // 円の端までの長さ
    for (i = 0; i < px; i++) {
        double x = (i - px / 2) * pl;
        double d = r * r - x * x;
        if (d > 0) T[i] = (float)sqrt(d);
        else       T[i] = 0;
    }
    for (i = 1; i < pa; i++) {
        for (j = 0; j < px; j++) {
            T[i * px + j] = T[j];
        }
    }
    write_data( "n4-08_2T.prj" , T, px * pa);

    // 対向位置との幾何平均
    for (i = 0; i < px * pa; i++)
```

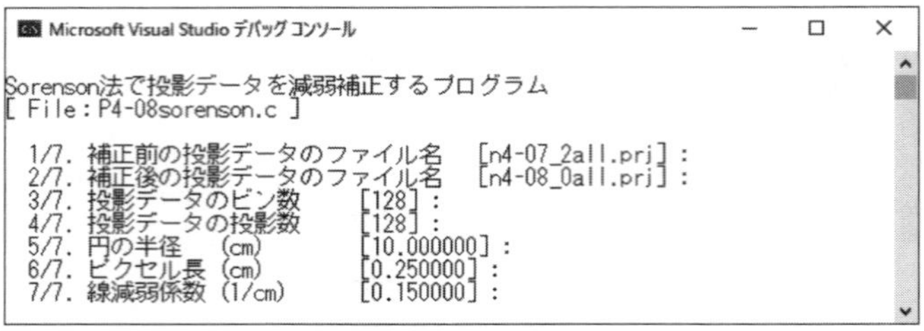

150　C言語によるモンテカルロシミュレーションの基礎と画像再構成への応用

図 4-26　P4-08sorenson.c を実行した画面

```
        if (prj[i] < 0) prj[i] = 0;
for (i = 0; i < pa / 2; i++) {
    for (j = 1; j < px; j++) {
        prj[i * px + j] = (float)(sqrt(prj[i * px + j] * prj[(i + pa / 2) * px + px - j]));
        prj[(i + pa / 2) * px + px - j] = prj[i * px + j];
    }
}
write_data( "n4-08_3G.prj" , prj, px * pa);

// 補正値の計算
for (i = 0; i < px * pa; i++) {
    if (T[i] == 0)  continue;
    else    T[i] = (float)(mu * T[i] / (1 - exp(-mu * T[i])));
}
write_data( "n4-08_4mT.prj" , T, px * pa);

// 投影の補正
for (i = 0; i < px * pa; i++) {
    prj[i] *= T[i];
}

free(T);
}
```

円の端までの長さは，（4-6）式の2倍を省いたものと等しくなる．円の中心がずれていないので，1方向で計算したものを他の方向に代入する．対向位置との幾何平均では，投影データに負値があると計算できないので，負値は0にしてから計算する．補正値の計算においても T の値が0の場合は計算できないのでそこを省いて計算する．プログラム P4-08sorenson.c を実行した画面を図 4-26 に示す．このプログラムを用いて，全カウントとプライマリの投影データに対して補正した結果を図 4-27 に，また補正した投影データから FBP 法で再構成した結果を図 4-28 に示す．全カウントでは円の端に高い値が生じているが，これは散乱線による広がりが補正値を乗算したときに急激に変化した影響である．プライ

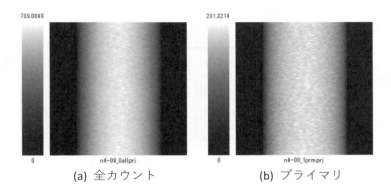

(a) 全カウント　　　　　　　(b) プライマリ

図 4-27　Sorenson 法で補正した円筒ファントムのサイノグラム

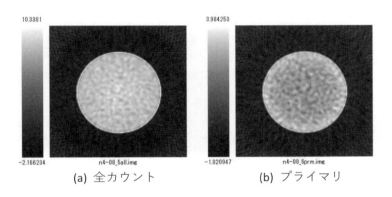

(a) 全カウント　　　　　　　(b) プライマリ

図 4-28　Sorenson 法で補正後の FBP 再構成画像

マリで中央部分が低くなるのは，散乱を考慮した総合的な線減弱係数を入力することで補正が不十分になるためである．

4.4.2　後補正法

後補正法は，FBP 法によって得られた画像に対して，画素毎に減弱補正を行う方法である．この方法は，Chang らによって示された[2]．強度 A の点線源が，一定の線減弱係数 μ を持つ被写体内の点 $Q(x_p, y_q)$ に存在すると仮定する．すると投影データ $g(X, \theta)$ は，

$$g(X, \theta) = A\delta(X - [x_p \cos\theta + y_q \sin\theta])e^{-\mu s} \tag{4-32}$$

と表現される．ここで s は点 Q から角度 θ 方向への被写体の境界までの距離であり，x, y, θ の関数である．減弱補正を行わないでそのままの投影データで再構成を行うと，再構成画像 $f(x, y)$ は FBP 法によって

$$f(x, y) = \frac{1}{2(2\pi)^2} \int_0^{2\pi} \int_{-\infty}^{\infty} Ae^{-\mu s} e^{i\rho[(x-x_p)\cos\theta + (y-y_q)\sin\theta]} |\rho| d\rho d\theta \tag{4-33}$$

となる．よって，点 Q における再構成画像の強度 $f(x_p, y_q)$ は

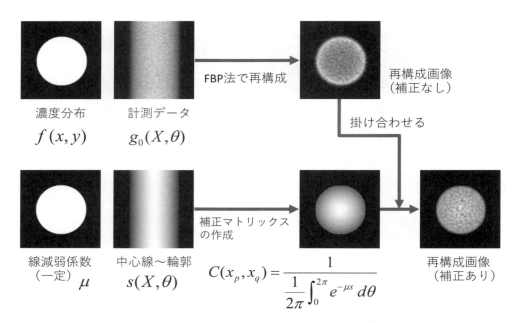

図 4-29 後補正法である Chang 法による補正処理の流れ

$$f(x_p, y_q) = \frac{1}{2(2\pi)^2} \int_0^{2\pi} \int_{-\infty}^{\infty} e^{-\mu s} |\rho| d\rho d\theta \tag{4-34}$$

となる．明らかにこの場合は減弱補正が可能で，上の画像に

$$C(x_p, y_q) = \frac{f^{\mu=0}(x,y)}{f^{\mu>0}(x,y)}$$
$$= \frac{1}{\frac{1}{2\pi} \int_0^{2\pi} e^{-\mu s} d\theta} \tag{4-35}$$

で与えられる補正マトリクス $C(x_p, y_q)$ をかけることで減弱は完全に補正される．つまり，得られた画像の画素ごとに点状線源を仮定し，(4-35) 式で定義される補正マトリクス $C(x_p, y_q)$ を求め，掛け合わせることにより画像全体の減弱を補正するものである．この後補正法である Chang 法の補正処理の流れを図 4-29 に示す．中心線から輪郭までの長さを求めるのは，Sorenson 法の輪郭の長さを求めるのと同じである．この流れに沿った補正マトリクスの作成に関わる Chang 法のプログラムを以下に示す．

【P4-09chang.c (chang 関数の一部)】

```
// 補正マトリックスとマスク画像の算出
cmx = (float*)malloc((size_t)nx * ny * sizeof(float));
msk = (float*)malloc((size_t)nx * ny * sizeof(float));
for (i = 0; i < nx * ny; i++) {
    cmx[i] = 0;
    msk[i] = 1;
```

```
        }
        // 逆投影を利用
        for (k = 0; k < pa; k++) {
                double th = 2 * PI * k / pa;
                double si = sin(th);
                double co = cos(th);
                for (i = 0; i < ny; i++) {
                        double y = ny / 2 - i;
                        for (j = 0; j < nx; j++) {
                                double x = j - nx / 2;
                                double xx = x * co + y * si + px / 2;
                                int ix0 = (int)floor(xx);
                                int ix1 = ix0 + 1;
                                double dx0 = xx - ix0;
                                double dx1 = 1 - dx0;
                                if (ix0 < 0 || ix1 > px - 1) continue;
                                s = dx0 * sxt[k * px + ix1] + dx1 * sxt[k * px + ix0];
                                cmx[i * nx + j] += (float)exp(-mu * s);
                                if (s == 0) msk[i * nx + j] = 0;
                        }
                }
        }
        // 逆数演算とマスク画像の乗算
        for (i = 0; i < nx * ny; i++)
                if(cmx[i] != 0)
                        cmx[i] = pa / cmx[i] * msk[i];
        write_data( "n4-09_3cmx.img", cmx, nx * ny);
        write_data( "n4-09_4msk.img", msk, nx * ny);

        // 補正マトリックスによる画像の補正
        for(i = 0 ; i < nx*ny ; i++)
                img[i] *= cmx[i];
```

補正マトリクスを作成する θ に関する積分は FBP 法で用いた逆投影と同じになる．逆投影では指定された角度 th において対応する輪郭までの長さを 1 次元の線形補間で求めている．また，輪郭の外側には補正マトリクスは存在しないのでマスク画像を作成し，それを掛け合わせることで補正マトリクスの範囲を設定する．プログラム P4-09chang.c を実行した画面を**図 4-30** に示す．このプログラムを用いて，全カウントとプライマリの FBP 法による再構成画像に対して補正した結果を**図 4-31** に示す．全カウントは一様に近く，多少ではあるが中央部分が高くなっているのに対し，プライマリでは Sorenson 法と同様に減弱補正が不十分であるため中央部分が低くなる．

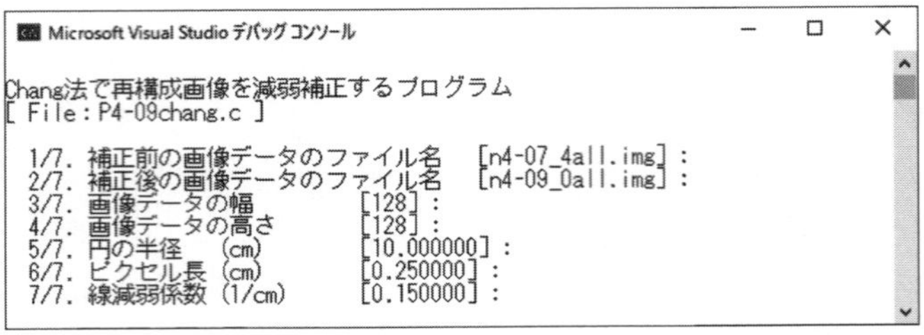

図 4-30　P4-09chang.c を実行した画面

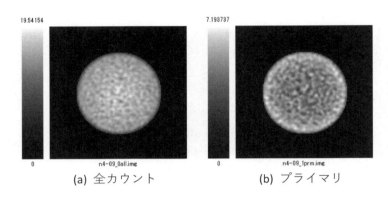

(a) 全カウント　　　　　(b) プライマリ

図 4-31　Chang 法で減弱補正した再構成画像

4.5　散乱補正

散乱補正は全カウントから散乱線の成分を削除して，プライマリに近い投影を作成することである．その方法には，光子のエネルギーでウィンドウを設定して計測することで散乱成分を推定する方法や散乱の応答関数を求めて補正する方法などが提案されている．この節ではエネルギーウィンドウを設定する Dual energy window subtraction（DEWS）法と Triple energy window（TEW）法，散乱の応答関数を求めて補正する Transmission dependent convolution subtraction（TDCS）法について解説する．

4.5.1　エネルギーウィンドウ

第 3 章第 15 節で光子の検出エネルギーを算出するプログラムを解説した．そのプログラム P3-15scatter_energy2.c を参考にして円筒ファントムにおいて検出エネルギーを算出するプログラムを作成する．プログラムの中でエネルギー別にカウントする部分を以下に示す．

【P4-10cylinder_energy.c (cylinder_energy 関数の一部)】

```
// プライマリ，散乱画像の更新
if (is == 0)
    g_prm[i0 * g_nx * g_nz + iz * g_nx + ix]++;
else {
    g_sct[i0 * g_nx * g_nz + iz * g_nx + ix]++;
```

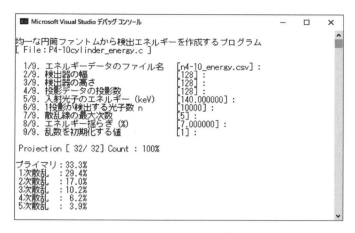

図 4-32　P4-10cylinder_energy.c を実行した画面

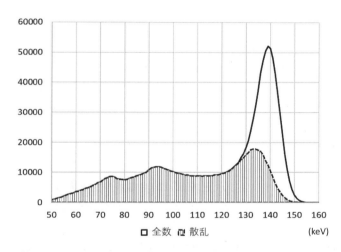

図 4-33　円筒ファントムにおける全数と散乱のエネルギーに対するカウント数

```
        g_ecs[(int)(E1 + 0.5)]++;  // エネルギーカウント（散乱線）
    }
    g_ps[is]++;
    g_eca[(int)(E1 + 0.5)]++;  // エネルギーカウント（全数）
```

g_ecs は散乱線をエネルギー別にカウントする配列で，g_eca は検出した光子をエネルギー別にカウントする配列である．E1 が検出した光子のエネルギーなので，四捨五入して整数にし，その整数値の配列番号に 1 を加えてカウントする．プログラム P4-09cylinder_energy.c を実行した画面を図 4-32 に示す．このプログラムを用いて出力した csv ファイルをもとに作成した 140 keV のエネルギーを設定したときのエネルギーに対するカウントのグラフを図 4-33 に示す．グラフ中の網掛け部分が散乱線成分となる．

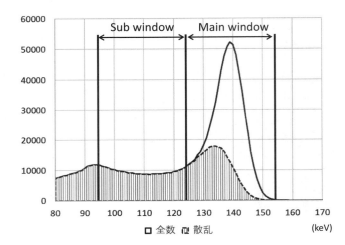

図 4-34　DEWS 法で設定するメインウィンドウとサブウィンドウ

4.5.2　DEWS 法

DEWS 法は，図 4-34 に示すようにプライマリデータを含むエネルギー範囲（メインウィンドウ）とそれより小さい散乱線のみのエネルギー範囲（サブウィンドウ）を別々に検出し，メインウィンドウ内の散乱線成分を推定する方法である[3]．推定された散乱線成分をメインウィンドウから差し引くことでプライマリデータを算出する．メインウィンドウでのカウントを P1，サブウィンドウのカウントを P2 としたとき，推定されたプライマリデータのカウント P0 は

$$P0 = P1 - k \times P2 \tag{4-36}$$

と設定する．ここで，k はスケールファクタと呼ばれ散乱線成分を調整する係数である．円筒ファントムの投影データを算出するプログラムにウィンドウを設定した部分を以下に示す．

【P4-11cylinder_dualwindow.c (cylinder_dualwindow 関数の一部)】

```
// メインウィンドウ，サブウィンドウの更新
if (E1 >= g_mn0 && E1 <= g_mn1) {
    g_prj[i0 * g_nx * g_nz + iz * g_nx + ix]++;
    g_ps[0]++;
    n[i0]++; // 検出器のカウント
    nsum++;  // 4 つの検出器のカウント
}
else if (E1 >= g_sb0 && E1 <= g_sb1) {
    g_sub[i0 * g_nx * g_nz + iz * g_nx + ix]++;
    g_ps[1]++;
}
```

g_mn0 から g_mn1 までがメインウィンドウのエネルギー範囲で，g_sb0 から g_sb1 までがサブウィンドウのエネルギー範囲である．また，g_prj がメインウィンドウの投影データ，g_sub がサブウィンド

図 4-35 P4-10cylinder_2window.c を実行した画面

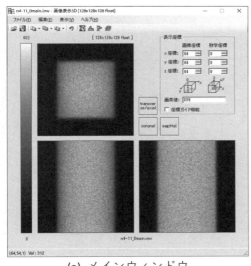
(a) メインウィンドウ

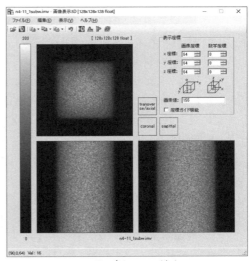
(b) サブウィンドウ

図 4-36 デュアルウィンドウの 3 次元投影データ

ウの投影データとなる．プログラム P4-11cylinder_dualwindow.c を実行した画面を図 4-35 に示す．ここでは，放出する光子を ^{99m}Tc から放出されるエネルギーである 140 keV と仮定し，メインウィンドウは 124 ～ 154 keV，サブウィンドウは 93 ～ 123 keV に設定した[3]．このプログラムを用いて出力した 2 つの投影データを図 4-36 に示す．サブウィンドウは散乱成分なので広がりを持っている．メインウィンドウとサブウィンドウのサイノグラムから (4-36) 式を用いてプライマリカウントを推定するプログラムを以下に示す．

【P4-12correct_dual.c (main 関数)】

```
int main(void)
```

158　C 言語によるモンテカルロシミュレーションの基礎と画像再構成への応用

```c
{
    int i;

    getparameter();

    // 画像領域の確保と初期化
    g_p0 = (float*)malloc((size_t)g_px * g_pa * sizeof(float));
    g_p1 = (float*)malloc((size_t)g_px * g_pa * sizeof(float));
    g_p2 = (float*)malloc((size_t)g_px * g_pa * sizeof(float));
    for (i = 0; i < g_px * g_pa; i++)
        g_p0[i] = g_p1[i] = g_p2[i] = 0;

    // サイノグラムの読み出し（メインウィンドウとサブウィンドウ）
    read_data(g_f1, g_p1, g_px * g_pa);
    read_data(g_f2, g_p2, g_px * g_pa);

    // サイノグラムの補正（DEWS 法）
    for (i = 0; i < g_px*g_pa; i++) {
        g_p0[i] = g_p1[i] - g_k * g_p2[i];
        // 負値の処理（負値の場合は 0 にする）
        if (g_p0[i] < 0) g_p0[i] = 0;
    }

    // サイノグラムの保存
    write_data(g_f3, g_p0, g_px * g_pa);

    // 画像領域の開放
    free(g_p0);
    free(g_p1);
    free(g_p2);

    return 0;
}
```

g_p1 にメインウィンドウを g_p2 にサブウィンドウを読み出して，サイノグラムの補正（DEWS 法）で（4-36）式を用いる．補正サイノグラム g_p0 が負値になった場合は 0 とする．プログラム P4-11cylinder_dualwindow.c を実行した画面を**図 4-37** に示す．入力した 2 つの投影データ（サイノグラム）は，メインウィンドウとサブウィンドウの 3D 投影データに 4.3 節のバタワースフィルタ（カットオフ周波数：0.25，オーダー：4）を処理し，プログラム P4-06sinogram.c を用いて中央のスライス（64 番目）から作成している．実行前のメインウィンドウとサブウィンドウの投影データ，および実行結果の投影データを**図 4-38** に示す．補正された投影データは端の部分が明瞭になっている．k の値を変化させ

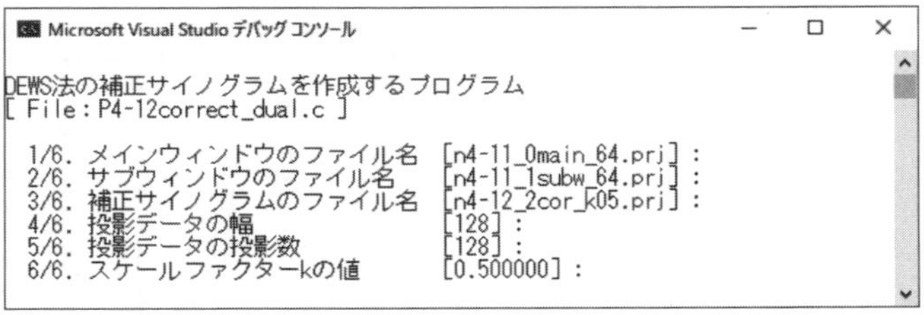

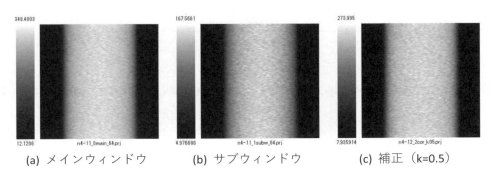

図 4-37　P4-12correct_dual.c を実行した画面

(a) メインウィンドウ　(b) サブウィンドウ　(c) 補正（k=0.5）

図 4-38　DEWS 法の補正前後のサイノグラム

(a)補正（k=0.5）　(b) 再構成画像　(c) Chang補正画像

(d)補正（k=1.0）　(e) 再構成画像　(f) Chang補正画像

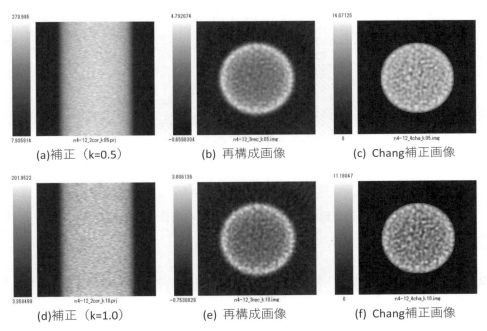

図 4-39　k の変化に対する補正サイノグラム，FBP 法による再構成画像と Chang 補正の画像

て作成した投影データ，FBP 法での再構成画像，Chang 補正を行った画像を**図 4-39** に示す．k の値による再構成画像および補正画像の変化が確認される．$k = 0.5$ あたりが適しており，$k = 1.0$ にすると過

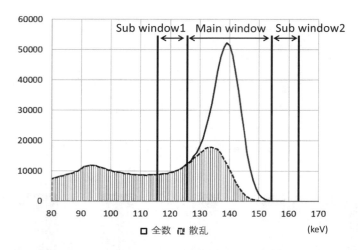

図 4-40　TEW 法で設定するメインウィンドウと低エネルギー側と高エネルギー側のサブウィンドウ

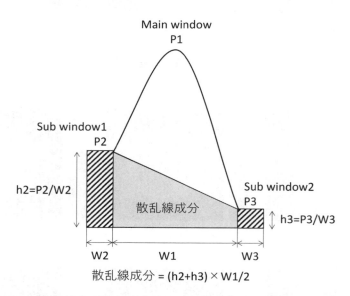

図 4-41　TEW 法で用いられる台形の面積を利用した散乱線成分の推定

補正になる．これは，図 4-34 のメインウィンドウとサブウィンドウの散乱線成分の面積比から推測される．

4.5.3　TEW 法

　TEW 法は，図 4-40 に示すようにプライマリデータを含むエネルギー範囲（メインウィンドウ）とそれよりエネルギーの低い散乱線のみのエネルギー範囲（サブウィンドウ 1）およびエネルギーの高いエネルギー範囲（サブウィンドウ 2）を別々に検出し，メインウィンドウ内の散乱線成分を推定する方法である[4]．散乱線成分の推定には図 4-41 に示すような台形の面積を出す方法が使われ，メインウィ

ンドウから差し引くことでプライマリデータを算出する．メインウィンドウでのカウントを P1，サブ
ウィンドウ 1 のカウントを P2，サブウィンドウ 2 のカウントを P3 としたとき，推定されたプライマリ
データのカウント P0 は

$$P0 = P1 - (P2/W2 + P3/W3) \times W1/2 \qquad (4\text{-}37)$$

となる．ここで，W1，W2，W3 はそれぞれメインウィンドウ，サブウィンドウ 1，サブウィンドウ 2
のエネルギー幅である．円筒ファントムの投影データを算出するプログラムにウィンドウを設定した部
分を以下に示す．

【P4-13cylinder_triplewindow.c (cylinder_dualwindow 関数の一部)】

```
// メインウィンドウ，サブウィンドウの更新
if (E1 >= g_mn0 && E1 <= g_mn1) {
    // メインウィンドウの更新
    g_prj[i0 * g_nx * g_nz + iz * g_nx + ix]++;
    g_ps[0]++;
    n[i0]++; // 検出器のカウント
    nsum++;  // 4つの検出器のカウント
}
else if (E1 >= g_sb0 && E1 <= g_sb1) {
    // サブウィンドウ 1（低エネルギー側）の更新
    g_sub1[i0 * g_nx * g_nz + iz * g_nx + ix]++;
    g_ps[1]++;
}
else if (E1 >= g_sb2 && E1 <= g_sb3) {
    // サブウィンドウ 2（高エネルギー側）の更新
    g_sub2[i0 * g_nx * g_nz + iz * g_nx + ix]++;
    g_ps[2]++;
}
```

g_mn0 から g_mn1 までがメインウィンドウのエネルギー範囲，g_sb0 から g_sb1 までがサブウィンド
ウ 1（低エネルギー側）のエネルギー範囲で，g_sb2 から g_sb3 までがサブウィンドウ 2（高エネルギー
側）のエネルギー範囲である．また，g_prj がメインウィンドウの投影データ，g_sub1 がサブウィン
ドウ 1，g_sub2 がサブウィンドウ 2 の投影データとなる．プログラム P4-13cylinder_triplewindow.c を
実行した画面を図 4-42 に示す．ここでは，放出する光子を ^{99m}Tc から放出されるエネルギーである 140
keV と仮定し，メインウィンドウは 126 ～ 154 keV，サブウィンドウは低エネルギー側で 116.2 ～ 126
keV，高エネルギー側で 154 ～ 163.8 keV に設定した[5]．このプログラムを用いて出力した 3 つの投影
データを図 4-43 に示す．高エネルギー側は光子の検出が少なくほとんど 0 に近い値になる．メインウィ
ンドウとサブウィンドウのサイノグラムから（4-37）式を用いてプライマリカウントを推定するプログ
ラムを以下に示す．

【P4-14correct_triple.c (main 関数)】

```
int main(void)
```

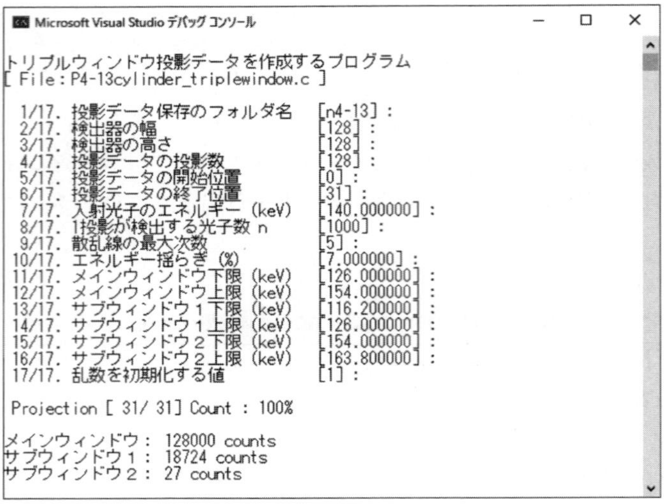

162　C言語によるモンテカルロシミュレーションの基礎と画像再構成への応用

```
Microsoft Visual Studio デバッグ コンソール                              —    □    ×

トリプルウィンドウ投影データを作成するプログラム
[ File : P4-13cylinder_triplewindow.c ]

  1/17. 投影データ保存のフォルダ名          [n4-13] :
  2/17. 検出器の幅                          [128] :
  3/17. 検出器の高さ                        [128] :
  4/17. 投影データの投影数                  [128] :
  5/17. 投影データの開始位置                [0] :
  6/17. 投影データの終了位置                [31] :
  7/17. 入射光子のエネルギー (keV)          [140.000000] :
  8/17. 1投影が検出する光子数 n            [1000] :
  9/17. 散乱線の最大次数                    [5] :
 10/17. エネルギー揺らぎ (%)               [7.000000] :
 11/17. メインウィンドウ下限 (keV)         [126.000000] :
 12/17. メインウィンドウ上限 (keV)         [154.000000] :
 13/17. サブウィンドウ1下限 (keV)          [116.200000] :
 14/17. サブウィンドウ1上限 (keV)          [126.000000] :
 15/17. サブウィンドウ2下限 (keV)          [154.000000] :
 16/17. サブウィンドウ2上限 (keV)          [163.800000] :
 17/17. 乱数を初期化する値                 [1] :

Projection [ 31/ 31] Count : 100%

メインウィンドウ:  128000 counts
サブウィンドウ1:  18724 counts
サブウィンドウ2:  27 counts
```

図 4-42　P4-13cylinder_triplewindow.c を実行した画面

```c
{
    int i;

    getparameter();

    // 画像領域の確保と初期化
    g_p0 = (float*)malloc((size_t)g_px * g_pa * sizeof(float));
    g_p1 = (float*)malloc((size_t)g_px * g_pa * sizeof(float));
    g_p2 = (float*)malloc((size_t)g_px * g_pa * sizeof(float));
    g_p3 = (float*)malloc((size_t)g_px * g_pa * sizeof(float));
    for (i = 0; i < g_px * g_pa; i++)
        g_p0[i] = g_p1[i] = g_p2[i] = g_p3[i] = 0;

    // サイノグラムの読み出し（メインウィンドウとサブウィンドウ）
    read_data(g_f1, g_p1, g_px * g_pa);
    read_data(g_f2, g_p2, g_px * g_pa);
    read_data(g_f3, g_p3, g_px * g_pa);

    // サイノグラムの補正（TEW 法）
    for (i = 0; i < g_px*g_pa; i++) {
        g_p0[i] = g_p1[i] - (g_p2[i] / g_w2 + g_p3[i] / g_w3) * g_w1 / 2;
            // 負値の処理（負値の場合は 0 にする）
            if (g_p0[i] < 0) g_p0[i] = 0;
    }
```

第 4 章　画像再構成への応用　163

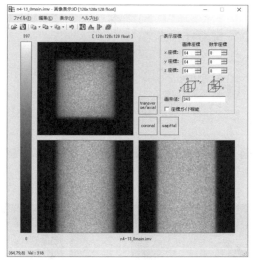

(a) メインウィンドウ

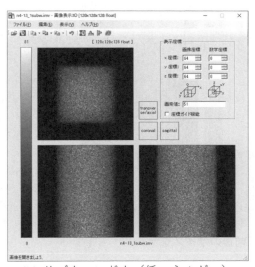

(b) サブウィンドウ（低エネルギー）

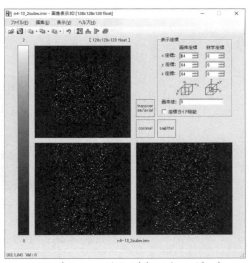

(c) サブウィンドウ（高エネルギー）

図 4-43　トリプルウィンドウの 3 次元投影データ

```
// サイノグラムの保存
write_data(g_f4, g_p0, g_px * g_pa);

// 画像領域の開放
free(g_p0);
free(g_p1);
free(g_p2);
```

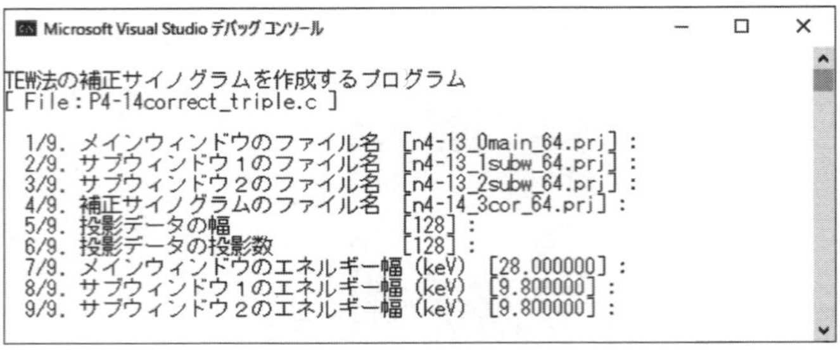

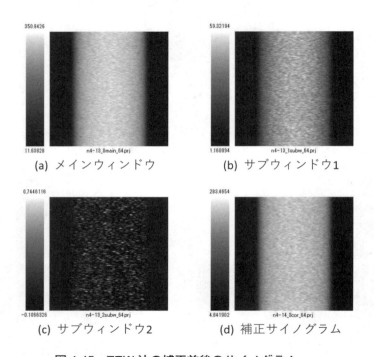

図 4-44　P4-14correct_triple.c を実行した画面

(a) メインウィンドウ

(b) サブウィンドウ1

(c) サブウィンドウ2

(d) 補正サイノグラム

図 4-45　TEW 法の補正前後のサイノグラム

```
    free(g_p3);

    return 0;
}
```

g_p1 にメインウィンドウを g_p2 にサブウィンドウ 1, g_p3 にサブウィンドウ 2 を読み出して，サイノグラムの補正（TEW 法）で（4-37）式を用いる．補正サイノグラム g_p0 が負値になった場合は 0 とする．プログラム P4-14correct_triple.c を実行した画面を図 4-44 に示す．入力した 3 つの投影データ（サイノグラム）は，DEWS 法と同様にバタワースフィルタ（カットオフ周波数：0.25，オーダー：4）を処理し，プログラム P4-06sinogram.c を用いて中央のスライス（64 番目）から作成している．実行前のメインウィンドウとサブウィンドウ 1, 2 の投影データ，および実行結果の投影データを図 4-45 に示す．

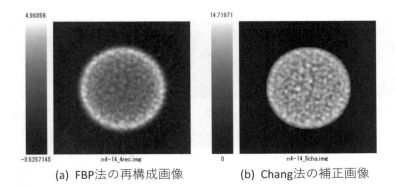

(a) FBP法の再構成画像　　(b) Chang法の補正画像

図 4-46　TEW 法による補正サイノグラムからの FBP 法の再構成画像と Chang 法の補正画像

補正されたサイノグラムは端の部分が多少明瞭になっている．補正した投影データから FBP 法での再構成画像と Chang 補正を行った画像を図 4-46 に示す．Chang 法で補正した画像は中央のくぼみがなくなり，全体的に均一性が増している．

4.5.4　TDCS 法

TSCS 法は，散乱線の散乱関数を実測またはモンテカルロシミュレーションで事前に測定しておき，補正する方法である[6),7)]．散乱線を補正した投影を $g(x,y)$ とするとその補正式は以下のように表される．

$$g(x,y) = g_{obs}(x,y) - k(x,y) \cdot (g_{obs}(x,y) \otimes s) \tag{4-38}$$

ここで，$g_{obs}(x,y)$ は観測した SPECT の投影データ，$k(x,y)$ は投影全体で一定の散乱率，s は散乱関数であり，演算子はコンボリューションを表す．散乱率 $k(x,y)$ は以下の式で求められる．

$$k(x,y) = 1 - \frac{1}{A - B \cdot t(x,y)^{\beta/2}} + k_0 \tag{4-39}$$

ここで，A, B, β と k_0 は定数である．核種が ^{123}I の場合，$A = 2.4718$，$B = A - 1$，$\beta = 0.20884$，そして $k_0 = 0.214129$ となる．$t(x,y)$ は以下の式で得られる吸収率である．

$$t(x,y) = C(x,y)/C_0 \tag{4-40}$$

ここで，C_0 は吸収のない投影値で $C(x,y)$ は吸収のある投影値である．散乱関数 s は事前に測定した結果からガウス関数と指数関数を使って概算する．補正の流れを図 4-47 に示す．

散乱関数 s を作成するためにモンテカルロシミュレーションを用いて模擬的に PSF を測定する．被写体と線源の配置を図 4-48 に示す．被写体は水を想定し，広めに配置する．プログラムは P3-13scatter_collimator2.c をもとにして係数を変えることで作成する．係数を変えた一部を以下に示す．

【P4-15scatter_function.c (グローバル変数の宣言)】

```
// グローバル変数の宣言と初期値設定
double  g_eg = 140.0;      // 1. 入射光子のエネルギー (keV)
int     g_nn = 100000;     // 2. 検出する光子数 n
int     g_so = 5;          // 3. 散乱線の最大次数
double  g_px = 0;          // 4. 光子の放出点（x 座標）
```

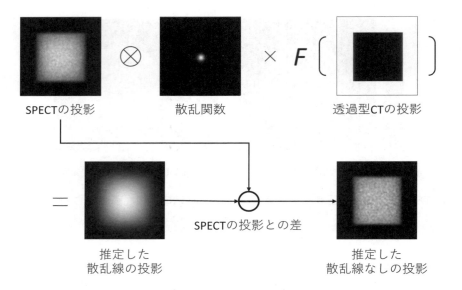

図 4-47　TDCS 法の散乱線補正の流れ

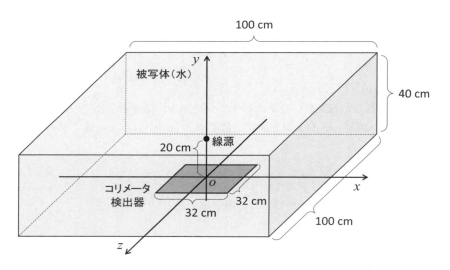

図 4-48　散乱線関数を計測する配置

```
double   g_py = 20;        // 5. 光子の放出点（y座標）
double   g_pz = 0;         // 6. 光子の放出点（z座標）
unsigned long g_sr = 1;    // 7. 乱数を初期化する値

char     g_fl[50] = "n4-15_0img.img"; // 全カウントのファイル名

double   g_tx = 100.0;     // 立方体の幅    (cm)
```

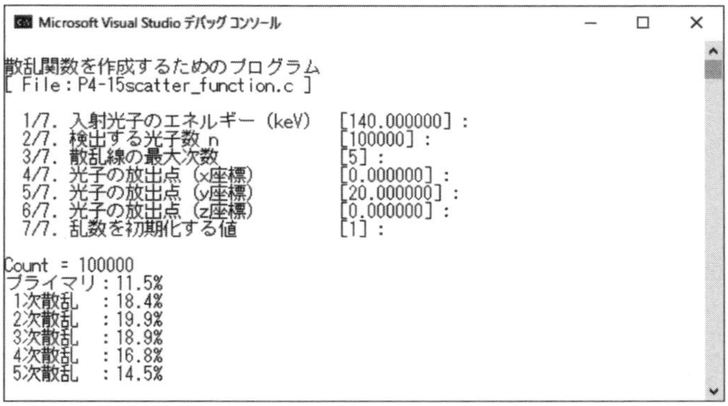

```
Microsoft Visual Studio デバッグ コンソール

散乱関数を作成するためのプログラム
[ File：P4-15scatter_function.c ]

 1/7. 入射光子のエネルギー (keV)    [140.000000] :
 2/7. 検出する光子数 n              [100000] :
 3/7. 散乱線の最大次数              [5] :
 4/7. 光子の放出点 (x座標)          [0.000000] :
 5/7. 光子の放出点 (y座標)          [20.000000] :
 6/7. 光子の放出点 (z座標)          [0.000000] :
 7/7. 乱数を初期化する値            [1] :

Count = 100000
プライマリ：11.5%
 1次散乱  ：18.4%
 2次散乱  ：19.9%
 3次散乱  ：18.9%
 4次散乱  ：16.8%
 5次散乱  ：14.5%
```

図 4-49　P4-15scatter_function.c を実行した画面

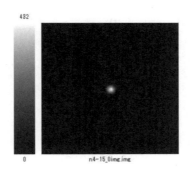

図 4-50　5 次散乱まで加えた全カウントの画像

```
double  g_ty = 40.0;       // 立方体の高さ (cm)
double  g_tz = 100.0;      // 立方体の奥行 (cm)
double  g_dx = 32.0;       // 検出器の幅  (cm)
double  g_dz = 32.0;       // 検出器の高さ (cm)
int     g_nx = 128;        // 検出器の幅  (pixel)
int     g_nz = 128;        // 検出器の高さ (pixel)
double  g_pl = 0.25;       // 検出器のピクセル長 (32.0 cm / 128 pixel)
double  g_cw = 0.025;      // コリメータの厚み (cm)(LEGP Collimator)
double  g_ch = 4.3;        // コリメータの高さ (cm)(LEGP Collimator)
```

被写体と線源の配置に従って，光子の放出点，立方体の幅，高さ，および奥行を変えて実行する．プログラム P4-15scatter_function.c を実行した画面を**図 4-49** に示す．1 投影に対して 100,000 カウントを検出している．その結果の画像を**図 4-50** に示す．その画像から散乱関数を求めるために，中心からの距離に応じたカウント値の平均を算出し，合計が 1 になるように確率分布として出力するプログラムの一部を以下に示す．

168 C言語によるモンテカルロシミュレーションの基礎と画像再構成への応用

【P4-16psf_mean.c (psf_mean 関数)】

```c
// *** 平均 PSF の算出 ***
// float  *psf;  // 平均 PSF データ
// float  *img;  // PSF 画像
// int     nx;   // 画像の幅
// int     ny;   // 画像の高さ
void psf_mean(float* psf, float* img, int nx, int ny)
{
    int    i, j;
    int*   cnt;  // カウント用領域
    float  sum = 0;

    // 領域の確保と初期化
    cnt = (int*)malloc((size_t)g_nx * sizeof(int));
    for (i = 0; i < nx; i++)
        cnt[i] = 0;

    for (i = 0; i < ny; i++) {
        double y = ny / 2 - i;
        for (j = 0; j < nx; j++) {
            double x = j - nx / 2;
            double r = sqrt(x * x + y * y);
            int ir = (int)(r + 0.5);
            if (ir > nx / 2 - 1) continue;
            psf[ir + nx / 2] += img[i * nx + j];
            cnt[ir + nx / 2]++;
            psf[nx / 2 - ir] += img[i * nx + j];
            cnt[nx / 2 - ir]++;
        }
    }

    // 平均 PSF の算出
    for (i = 0; i < nx; i++)
        if(cnt[i] != 0)
            psf[i] /= cnt[i];

    // 合計が 1 になるように規格化
    for (i = 0; i < nx; i++)
        sum += psf[i];
    for (i = 0; i < nx; i++)
        psf[i] /= sum;
```

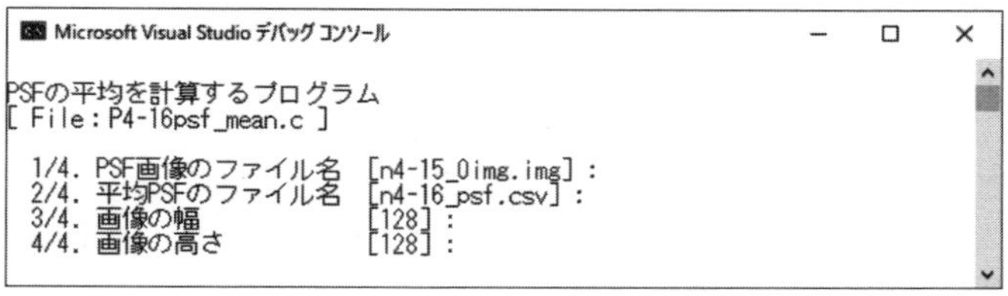

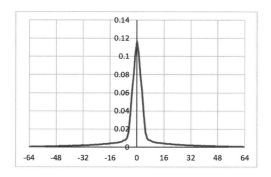

図 4-51　P4-16psf_mean.c を実行した画面

図 4-52　散乱関数を求めるための平均 PSF

```
        free(cnt);
}
```

PSF 画像の中心からの距離に応じた平均を算出するために，cnt 配列に加えた数を保管する．平均 PSF の配列は配列番号を距離に見立てているので，小数は四捨五入して配列に加える．最後に平均 PSF の合計が 1 になるように規格化し，PSF が確率密度分布となるようにする．プログラム P4-16psf_mean.c を実行した画面を図 4-51 に示す．その結果の平均 PSF の結果をもとにグラフにした画像を図 4-52 に示す．このデータをもとに指数関数とガウス関数を組み合わせた散乱関数を求める．指数関数とガウス関数の組み合わせは

$$s(x) = a\exp(-b|x|) + c\exp(-dx^2) \tag{4-41}$$

と表される．ここで，a, b, c, d は定数で，図 4-52 に示したデータから最小二乗法などを用いて算出する．シンプレックス法を用いて最適な定数を求めるプログラムの一部を以下に示す．

【P4-17exp_const.c (sqerr 関数と exp_const 関数)】

```
// *** 二乗誤差の算出 ***
// double* af;  // 最適値を算出する変数配列
double sqerr(double* af)
{
    int     i;
    double  err = 0;
```

170　C言語によるモンテカルロシミュレーションの基礎と画像再構成への応用

```c
    // 二乗誤差
    for (i = 0; i < g_nx; i++) {
        double x = i - g_nx / 2;
        double s = af[0] * exp(-af[1] * fabs(x)) + af[2] * exp(-af[3] * x * x);
        err += (s - g_psf[i]) * (s - g_psf[i]);
    }

    return(err);
}

// *** シンプレックス法による最適値の算出 ***
// double* cst;  // 最適値を算出する変数配列
void exp_const(double* cst)
{
    int      i, j;
    int      d = 4;        // 未知数
    double   eps = 0.00001; // エラーの最小値
    double** p, * pp, * y;

    p = (double**)malloc((size_t)(d + 1) * sizeof(double*));
    pp = (double*)malloc((size_t)(d + 1) * d * sizeof(double));
    y = (double*)malloc((size_t)(d + 1) * sizeof(double));

    for (i = 0; i < d + 1; i++)
        p[i] = pp + i * d;

    for (i = 0; i < d + 1; i++)
        for (j = 0; j < d; j++)
            p[i][j] = 0;

    // 初期値の代入
    for (i = 0; i < 5; i++) {
        for (j = 0; j < 4; j++) {
            p[i][j] = g_cf[i][j];
        }
    }

    // 初期値を与えエラー値の算出
    for (i = 0; i < d + 1; i++)
        y[i] = sqerr(p[i]);
```

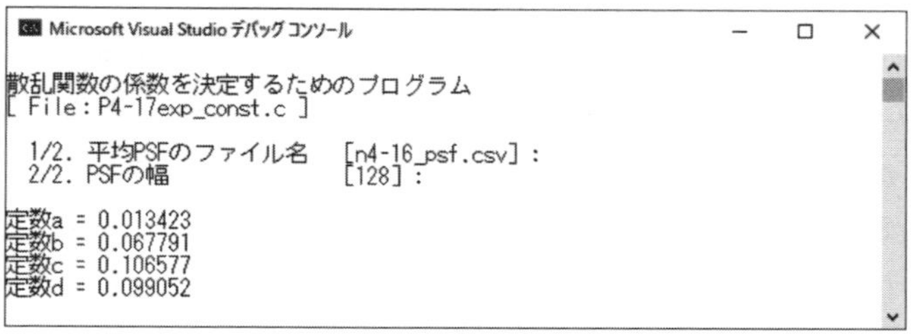

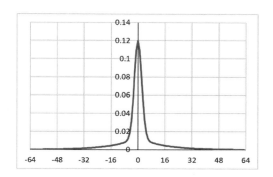

図 4-53　P4-17exp_const.c を実行した画面

図 4-54　指数関数とガウス関数で近似した散乱関数

```
        //Simplex 法による最適化
        simp(p, y, d, eps, sqerr);

        // 結果の代入
        for (i = 0; i < 4; i++)
                cst[i] = p[0][i];

        free(pp);
        free(p);
        free(y);
}
```

sqerr 関数において配列 af[0] 〜 [3] は，定数 a 〜 d に対応し，(4-41) 式を算出した後に二乗誤差を求めて err 変数に加えている．その値が最小になるように exp_const 関数ではシンプレックス法を用いて最適化を行う．プログラム P4-17exp_const.c を実行した画面を図 4-53 に示す．定数 a 〜 d の最適値が求められている．その値を用いて (4-41) 式をグラフ化したものを図 4-54 に示す．図 4-52 に近い値が再現できている．この関数を散乱関数として利用する．

次に透過型 CT の投影をモンテカルロシミュレーションを利用して作成する．再構成する対象は図 4-10 に示した円筒ファントムとするので，半径 10 cm で高さが 20 cm の円筒形の外部から平行ビーム

172 C言語によるモンテカルロシミュレーションの基礎と画像再構成への応用

で放射線を照射すると仮定する．そのプログラムの一部を以下に示す．

【P4-18tct_cylinder.c (tct_cylinder 関数の一部)】

```c
// *** 透過型 CT のシミュレーション（円筒ファントムの投影データ）***
// int    k; // 投影データの角度方向
void tct_cylinder(int k)
{
    int     i, j, m, n;
    double  x, y, z;
    double  tm[5] = { g_tx0, g_ty0, g_tr, -g_tz/2, g_tz/2 }; // 被写体の面（円筒）
    double  p[3] = { 0, 0, 0 }; // 光子の位置（x, y, z 座標）
    double  u[3] = { 1, 0, 0 }; // 光子の単位方向ベクトル（x, y, z 成分）
    double  mu;    // 線減弱係数（断面積の合計）
    double  dpe;   // 光電効果の断面積（吸収）
    double  dsc;   // 干渉性散乱の断面積
    double  dsi;   // 非干渉性散乱の断面積

    // 線源の y 座標（円筒の外側）
    y = 2 * g_ty0;
    for (i = 0; i < g_nz; i++) {
        // カウンタを表示
        fprintf(stderr, "¥r Projection [%3d: %3d/%3d] ", k, i + 1, g_nz);
        z = (i - g_nz / 2) * g_pl; // z 方向の座標
        for (j = 0; j < g_nx; j++) {
            x = (j - g_nx / 2) * g_pl; // x 方向の座標
            // 被写体外の直接入射
            if (x <= -g_tr || x >= g_tr || z <= -g_tz / 2 || z >= g_tz / 2) {
                g_prm[i * g_nx + j] += (float)g_nn;
                g_prj[i * g_nx + j] += (float)g_nn;
                continue;
            }

            // 光子発生の繰り返し（指定数だけ放出）
            for (n = 0; n < g_nn; n++)
            {
                int     k = 0;      // 相互作用の種類
                double  d = 0;      // 自由行程長 (cm)
                double  t = 0;      // 被写体の端までの距離 (cm)
                double  E0 = g_eg;  // 入射エネルギー (keV)
                double  E1 = E0;    // 散乱エネルギー (keV)
                double  th = 0;     // 散乱角（θ）
```

第 4 章　画像再構成への応用　173

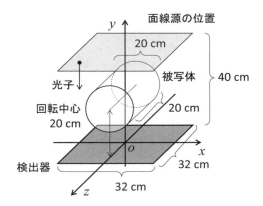

図 4-55　透過型 CT の円筒形ファントムの被写体，線源および検出器の配置

```
                double  ph = 0;     // 方位角（φ）
                double  w;          // 検出位置算出用
                int     ix, iz;     // 検出位置（画像座標）
                int     ia;         // 検出判定用
                int     is;         // 散乱の次数

                // 線源位置と放出方向の単位ベクトル
                p[0] = x;   // 線源の x 座標
                p[1] = y;   // 線源の y 座標
                p[2] = z;   // 線源の z 座標
                u[0] = 0;   // x 方向の単位ベクトル
                u[1] = -1;  // y 方向の単位ベクトル
                u[2] = 0;   // z 方向の単位ベクトル
```

線源の座標は，y 座標を円筒の外側（回転中心から検出器の反対側である 2*g_ty0 の位置）に設け，x 座標と z 座標については検出器を覆うように面線源で検出器方向に光子が放出することを仮定している．被写体の円筒が x 方向に ± g_tr, z 方向に ± g_tz/2 で配置されているので，その外側に放出された光子は検出器に直接入射することを考慮し，放出数である g_nn を加えてその繰り返しを終了する．それ以外は散乱を考慮して光子の発生回数だけ繰り返す．光子の放出方向は y 方向の単位ベクトルのみ −1 として面線源から検出器の向きに設定する．その幾何学配置を図 4-55 に示す．円筒の外部からの入射に対応するために，distance_cylinder 関数に以下に示すような else if の選択コードを追加する．

【P4-18tct_cylinder.c (distance_cylinder 関数の一部)】

```
        if (A == 0) {
            // z 軸に平行
            t = (tm[3] - p[2]) / u[2];
            if (t < 0)
```

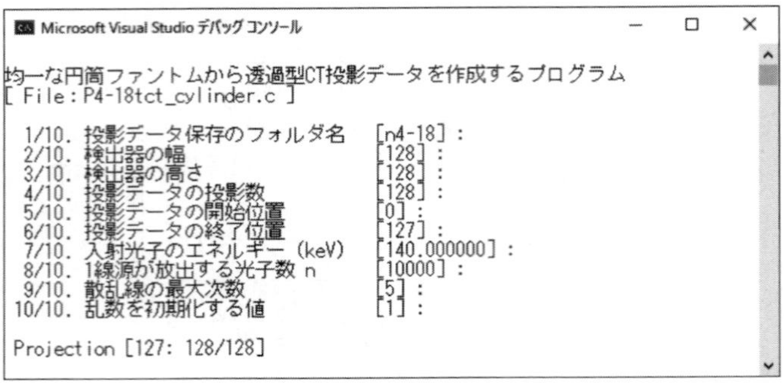

174　C 言語によるモンテカルロシミュレーションの基礎と画像再構成への応用

図 4-56　P4-18tct_cylinder.c を実行した画面

```
            t = (tm[4] - p[2]) / u[2];
    }
    else if (-B - sqrt(D) > 0) { // 円筒の外側からの入射
        t = 2 * sqrt(D) / A;
        p[1] += u[1] * (-B - sqrt(D)) / A; // 円筒への入射位置に変更
    }
    else {
        t = (-B + sqrt(D)) / A;
        // z の値で判別（円筒の円の部分に到達）
        z = u[2] * t + p[2];
        if (z < tm[3])
            t = (tm[3] - p[2]) / u[2];
        else if (z > tm[4])
            t = (tm[4] - p[2]) / u[2];
    }
```

円筒の外側から入射する場合，光子の直線と円筒との 2 つの交点の値がどちらも正になる．よって，より小さい -B-sqrt(D) の値が正になるところが円筒の外側からの入射となる．外側からの入射は，面線源から検出器までの垂線である $-y$ 軸の方向になるので，円筒に入射して反対の端まで到達する距離 t は，2*sqrt(D)/A となる．プログラム P4-18tct_cylinder.c を実行した画面を図 4-56 に示す．また，作成した円筒の透過型 CT の投影データを図 4-57 に示す．この投影データは（4-40）式の $C(x, y)$ に相当する．これらを用いて TDCS 法のプログラム P4-19tdcs.c を作成する．図 4-54 に示した散乱関数の畳み込みを行う関数を以下に示す．

【P4-19tdcs.c (convolution 関数)】

```
// *** 散乱関数の畳み込み ***
// float *prs; // 畳み込み後の投影データ
// float *prj; // 投影データ
```

第 4 章　画像再構成への応用　175

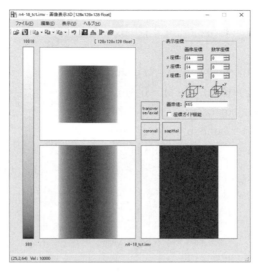

図 4-57　円筒の透過型 CT の投影データ

```
// int     px;   // 投影の幅
// int     pz;   // 投影の高さ
// int     pa;   // 投影数
void convolution(float* prs, float* prj, int px, int pz, int pa)
{
    int    i, j, k, ii, jj;
    double x, x2, s, t0, t1;

    // 散乱関数の係数
    double a = 0.013423;
    double b = 0.067791;
    double c = 0.106577;
    double d = 0.099052;

    // 初期化
    for (i = 0; i < px * pz * pa; i++)
        prs[i] = 0;

    // 畳み込み
    for (i = 0; i < pz; i++)
    {
        for (j = 0; j < px; j++)
        {
            for (ii = i - pz / 4; ii < i + pz / 4; ii++)
            {
```

176　C言語によるモンテカルロシミュレーションの基礎と画像再構成への応用

```c
                    if (ii < 0 || ii > pz - 1) continue;
                    for (jj = j - px / 4; jj < j + px / 4; jj++)
                    {
                        if (jj < 0 || jj > px - 1) continue;
                        x2 = (i - ii) * (i - ii) + (j - jj) * (j - jj);
                        x = sqrt(x2);
                        s = a * exp(-b * x) + c * exp(-d * x2);
                        for (k = 0; k < pa; k++)
                                prs[k * px * pz + i * px + j] += (float)(prj[k * px * pz + ii * px + jj] * s);
                    }
                }
            }
        }
        // 角度ごとの合計の調整
        for (k = 0; k < pa; k++) {
            t0 = t1 = 0;
            for (i = 0; i < px * pz; i++)
            {
                t0 += prj[k * px * pz + i];
                t1 += prs[k * px * pz + i];
            }
            t0 /= t1;
            for (i = 0; i < px * pz; i++)
                prs[k * px * pz + i] *= (float)t0;
        }
    }
```

（4-41）式に示した散乱関数の係数は，関数の冒頭に宣言している．畳み込みの範囲は± pz/4 に限定する．最後に畳み込み前後の投影データの合計値が変わらないように，投影の角度ごとに投影値を調整する．以上の関数を利用して，TDCS 法で散乱補正する関数を以下に示す．

【P4-19tdcs.c (tdcs 関数)】

```c
// *** TDCS 法で散乱線を補正する関数 ***
// float  *prj;  // 投影データ
// int    px;   // 投影の幅
// int    pz;   // 投影の高さ
// int    pa;   // 投影数
// float  *img;  // 線減弱係数マップ
// int    nx;   // 画像の幅
// int    ny;   // 画像の高さ
// int    nz;   // 画像の奥行 (nz = pz)
```

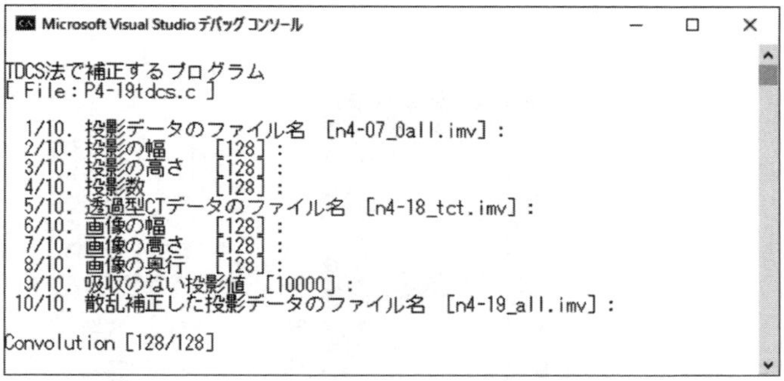

第 4 章　画像再構成への応用　177

```
TDCS法で補正するプログラム
[ File：P4-19tdcs.c ]

 1/10. 投影データのファイル名  [n4-07_0all.imv] :
 2/10. 投影の幅      [128] :
 3/10. 投影の高さ     [128] :
 4/10. 投影数       [128] :
 5/10. 透過型CTデータのファイル名  [n4-18_tct.imv] :
 6/10. 画像の幅      [128] :
 7/10. 画像の高さ     [128] :
 8/10. 画像の奥行     [128] :
 9/10. 吸収のない投影値   [10000] :
10/10. 散乱補正した投影データのファイル名  [n4-19_all.imv] :

Convolution [128/128]
```

図 4-58　P4-19tdcs.c を実行した画面

```c
void tdcs(float* prj, int px, int pz, int pa, float* img, int nx, int ny, int nz)
{
    int    i;
    double  a = 3.6;
    double  b = a - 1;
    double  beta = 0.15;
    double  k0 = 0.214129;
    float*  prs;  // 散乱関数を畳み込んだデータ領域

    prs = (float*)malloc((size_t)px * pz * pa * sizeof(float));

    // 散乱関数の畳み込み
    convolution(prs, prj, px, pz, pa);
    write_data( "n4-19_1prs.imv" , prs, g_px * g_pz * g_pa);

    // 散乱線データの算出
    for (i = 0; i < px * pz * pa; i++)
        prs[i] *= (float)(1 - 1 / (a - b * pow(prj[i]/g_c0, beta / 2) + k0));
    write_data( "n4-19_2prs.imv" , prs, g_px * g_pz * g_pa);

    // 散乱線データからプライマリデータを作成
    for (i = 0; i < px * pz * pa; i++) {
        prj[i] -= prs[i];
        if (prj[i] < 0.0) prj[i] = 0;
    }

    free(prs);
}
```

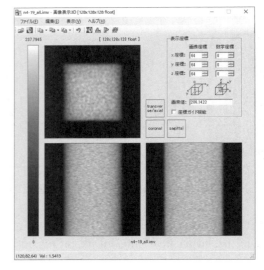

図 4-59　TDCS 法で散乱線を補正した投影データ

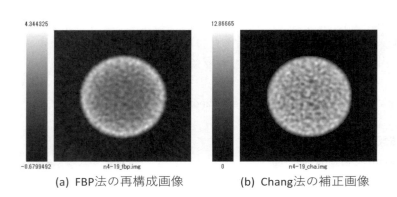

(a) FBP 法の再構成画像　　　(b) Chang 法の補正画像

図 4-60　TDCS 法による補正サイノグラムからの FBP 法の再構成画像と Chang 法の補正画像

(4-39) 式の係数は冒頭に宣言している．線源の核種を ^{99m}Tc としてモンテカルロシミュレーションを行っているので，係数の値は Meikle らの文献より a = 3.6, beta = 0.15 とする．ただし，k0 の値はそのまま利用している．プログラム P4-19tdcs.c を実行した画面を図 4-58 に示す．この TDCS 法で散乱線を補正した投影データを図 4-59 に示す．その投影データの中心のサイノグラムを抜き出して FBP 法で再構成した画像と Chang 法で減弱補正した画像を図 4-60 に示す．

4.5.5　ESSE 法

ESSE 法は，モンテカルロシミュレーションで推定した散乱線を画像再構成に応用する方法の 1 つである[8]．ESSE 法では，図 4-61 に示すように位置 $\mathbf{x}$ にある線源から放出した光子が散乱線として検出器の方向に向いた散乱点 $\mathbf{x}'$ を考える．ここで，位置 $\mathbf{x} = \{x, y, z\}$ の 3 次元座標，散乱点 $\mathbf{x}' = \{x', y', z'\}$ の 3 次元座標のベクトル表現を表す．その分布を実効線源散乱カーネル $k_n(\mathbf{x}, \mathbf{x}')$ とする．このとき検出器

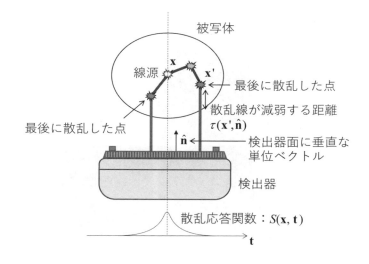

図 4-61　被写体内の実効散乱分布

の位置 t で検出される散乱線量を表す散乱応答関数 $S(\mathbf{x},\mathbf{t})$ は，以下のように表される．

$$S(\mathbf{x},\mathbf{t}) = \iiint \rho(\mathbf{x}')k_n(\mathbf{x},\mathbf{x}')\exp(-\mu_s(\mathbf{x},\mathbf{x}')\tau(\mathbf{x}',\hat{\mathbf{n}})) \times \delta(\mathbf{x}'-\mathbf{x}'\cdot\hat{\mathbf{n}}\hat{\mathbf{n}})d\mathbf{x}' \quad (4\text{-}42)$$

ここで，$\rho(\mathbf{x}')$ は散乱点での水の密度に対する電子密度分布，$\mu_s(\mathbf{x},\mathbf{x}')$ は散乱線減弱係数カーネルで線源 $\mathbf{x}$ から放出された光子における散乱点 $\mathbf{x}'$ での平均の線源弱係数分布，$\tau(\mathbf{x}',\hat{\mathbf{n}})$ は散乱点 $\mathbf{x}'$ から検出器で検出されるまでに被写体内で減弱を受ける被写体表面までの距離である．また，$\delta(\mathbf{x}'-\mathbf{x}'\cdot\hat{\mathbf{n}}\hat{\mathbf{n}})$ は検出器面に垂直な単位方向ベクトル $\hat{\mathbf{n}}$ に対して $\mathbf{x}'\cdot\hat{\mathbf{n}}$ がベクトルの内積を意味し，$\mathbf{x}'\cdot\hat{\mathbf{n}}\hat{\mathbf{n}}$ は $\hat{\mathbf{n}}$ 方向にその内積値を持ったベクトルとなる．よって，δ 関数は散乱点 $\mathbf{x}'$ から検出器面に垂直な直線を抽出している．したがって，(4-42) 式はその直線に沿った線積分となる．検出器の位置 t は，検出器の2次元位置の X 座標と Z 座標および検出器の方向 θ からなる $\mathbf{t} = \{X, Z, \theta\}$ のベクトル表現を表す．計算の簡略化のために，実効線源散乱カーネル $k_n(\mathbf{x},\mathbf{x}')$ と散乱線減弱係数カーネル $\mu_s(\mathbf{x},\mathbf{x}')$ は空間的に不変であると仮定すると (4-42) 式は以下のように重畳積分をベースとした形に変形される．

$$S(\mathbf{x},\mathbf{t}) = \iiint \rho(\mathbf{x}')k_n(\mathbf{x}-\mathbf{x}')\exp(-\mu_s(\mathbf{x}-\mathbf{x}')\tau(\mathbf{x}',\hat{\mathbf{n}})) \times \delta(\mathbf{x}'-\mathbf{x}'\cdot\hat{\mathbf{n}}\hat{\mathbf{n}})d\mathbf{x}' \quad (4\text{-}43)$$

また，検出器で検出される散乱線成分 $s(\mathbf{t})$ は，線源分布を $a(\mathbf{x})$ とすると以下のように表される．

$$s(\mathbf{t}) = \iiint S(\mathbf{x},\mathbf{t})a(\mathbf{x})d\mathbf{x} \quad (4\text{-}44)$$

以上から実効散乱分布 a_s を導入してまとめると以下のようになる．

$$s(\mathbf{t}) = \mathrm{P}_{\mu,\hat{n}}\{a_s(\mathbf{x}')\}(\mathbf{t}) \quad (4\text{-}45)$$

$$a_s(\mathbf{x}') = \iiint \rho(\mathbf{x}')k_n(\mathbf{x}-\mathbf{x}')\exp(-\Delta\mu_s(\mathbf{x}-\mathbf{x}')\tau(\mathbf{x}',\hat{\mathbf{n}}))a(\mathbf{x})d\mathbf{x} \quad (4\text{-}46)$$

ここで，$\mu_S(\mathbf{x}) = \mu_0 + \Delta\mu_S(\mathbf{x})$ とし，μ_0 は線源のエネルギーにおける水の線減弱係数である．また，$\mathrm{P}_{\mu,\hat{n}}\{\}$ は水で減弱する投影オペレータを表し，以下のように定義する．

$$\mathrm{P}_{\mu,\hat{n}}\{f(\mathbf{x}')\}(\mathbf{t}) = \iiint f(\mathbf{x}')\exp(-\mu_0\tau(\mathbf{x}',\hat{\mathbf{n}})) \times \delta(\mathbf{x}'-\mathbf{x}'\cdot\hat{\mathbf{n}}\hat{\mathbf{n}})d\mathbf{x}' \quad (4\text{-}47)$$

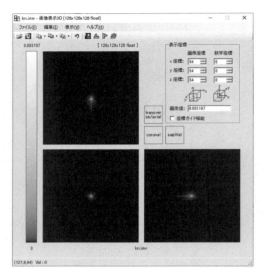

図 4-62　実効線源散乱カーネルの画像（対数調のグレーバー）

（4-46）式の指数関数をテイラー展開し，2次の項までで近似すると以下のようになる．

$$a_s(\mathbf{x}') \cong \iiint \rho(\mathbf{x}')k_n(\mathbf{x}-\mathbf{x}')(1-\Delta\mu_s(\mathbf{x}-\mathbf{x}')\tau(\mathbf{x}',\hat{\mathbf{n}}) + \frac{1}{2}\Delta\mu_s^2(\mathbf{x}-\mathbf{x}')\tau^2(\mathbf{x}',\hat{\mathbf{n}}))a(\mathbf{x})d\mathbf{x} \quad (4\text{-}48)$$

この式において重畳積分を⊗として表すと以下のようになる．

$$\begin{aligned}a_s(\mathbf{x}') \cong \rho(\mathbf{x}')[a(\mathbf{x})\otimes k_n(\mathbf{x}') - a(\mathbf{x})\otimes \left(k_n(\mathbf{x}')\Delta\mu_s(\mathbf{x}')\right)\cdot\tau(\mathbf{x}',\hat{\mathbf{n}}) \\ + \frac{1}{2}a(\mathbf{x})\otimes \left(k_n(\mathbf{x}')\Delta\mu_s^2(\mathbf{x}')\right)\cdot\tau^2(\mathbf{x}',\hat{\mathbf{n}})]\end{aligned} \quad (4\text{-}49)$$

この実効散乱分布を（4-45）式によって投影すれば，計測データに含まれる散乱線成分になる．それを計測データから差し引くことで散乱線補正を行う．ここで，$\rho(\mathbf{x}')$ の電子密度分布はCT画像から算出され，$a(\mathbf{x})$ のRI分布画像は散乱線補正をせずに再構成したSPECT画像を用いる．実効線源散乱カーネル $k_n(\mathbf{x}')$ は，水における散乱モデルを利用してモンテカルロシミュレーションにより算出する．図 4-48 に示した配置を利用して線源に 140 keV を想定してモンテカルロシミュレーションにより算出した実効線源散乱カーネルの画像を図 4-62 に示す．また，その散乱カーネル位置での $\Delta\mu_s(\mathbf{x}')$ の分布を図 4-63 に示す．$\Delta\mu_s(\mathbf{x}')$ は該当位置の散乱線のエネルギーに対する線減弱係数から線源のエネルギーに対する線減弱係数を引くことで得られる．これらを利用した ESSE 法の（4-49）式の流れを図 4-64 に示す．実行散乱分布を導出したら，それを（4-47）式によって投影することで散乱線の投影データが作成される．それを計測データから差し引くことで散乱線補正を行う．

4.6　深さに依存した検出器特性の補正

　SPECT の放射線計測では検出器の前にコリメータを設置して，γ線が飛んでくる方向を限定させる．コリメータには開口の幅があり，その長さも有限であるので図 4-65 に示すようにコリメータから離れるに従って広がるような範囲からγ線が検出される．このように検出器から離れるに従ってγ線の検出

第 4 章　画像再構成への応用　181

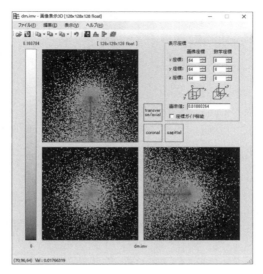

図 4-63　$\Delta \mu s$ の画像（対数調のグレーバー）

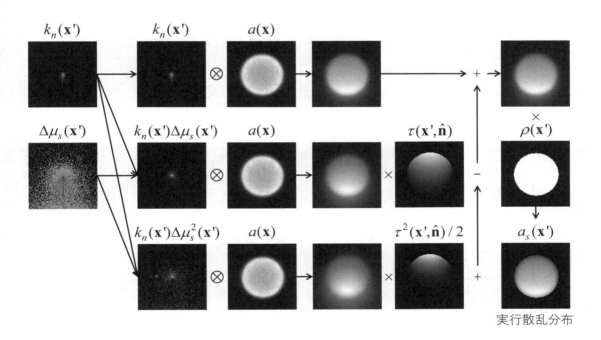

実行散乱分布

図 4-64　ESSE 法の実行散乱分布導出の流れ

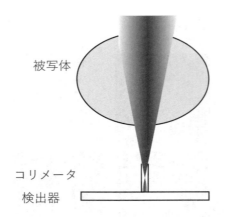

図 4-65　コリメータとその開口の影響

特性は異なる．一般的に検出特性は，その分解能を考慮してガウス関数で示されることが多い．分解能を標準偏差 σ で表したとき，ガウス関数は以下のようになる．

$$f(x) = \frac{1}{\sqrt{2\pi}\,\sigma}\exp[-\frac{(x-x_0)^2}{2\sigma^2}] \tag{4-50}$$

ここで x_0 は注目する 1 つの検出器の中心位置である．分解能を半値幅 FWHM で表すと

$$\exp[-\frac{(\text{FWHM}/2)^2}{2\sigma^2}] = \frac{1}{2} \tag{4-51}$$

より

$$\text{FWHM} = 2\sqrt{2\ln 2}\,\sigma \tag{4-52}$$
$$\approx 2.35482\sigma$$

となる．コリメータによる検出器特性の場合，この半値幅が検出器からの距離 d の関数となる．半値幅を検出器からの距離に対する 1 次関数とみなすと

$$\text{FWHM}(d) = \alpha d \tag{4-53}$$

と表される．ここで α は比例定数で，コリメータの種類から決められる．よって，標準偏差 σ は $\alpha d/(2\sqrt{2\ln 2})$ となり，(4-47) 式に代入すると検出器特性は

$$f(x,d) = \frac{2\sqrt{2\ln 2}}{\sqrt{2\pi}\,\alpha d}\exp[-\frac{4\ln 2 \cdot (x-x_0)^2}{(\alpha d)^2}] \tag{4-54}$$

となる．

　この特性を補正する方法に frequency distance relationship（FDR）を利用した方法がある．Edholm は投影データのサイノグラムの動径方向への 1 次元フーリエ変換と角度方向へのフーリエ級数展開したデータに関し frequency distance relation（FDR）を報告した[9]．Lewitt らはそれを線源とコリメータを含めた検出器間の距離に依存したデコンボリューションによる分解能補正に応用した[10]．FDR は図 4-66 に示すように，中心軸 X から任意の距離にある線源データが，周波数空間では原点を通るある傾きを持った直線上に現れてくるという理論である．中心軸 X からの距離を l，動径方向を 1 次元フーリエ変換した角周波数を ω，角度方向をフーリエ級数展開した展開係数を n とすると FDR の関係は，

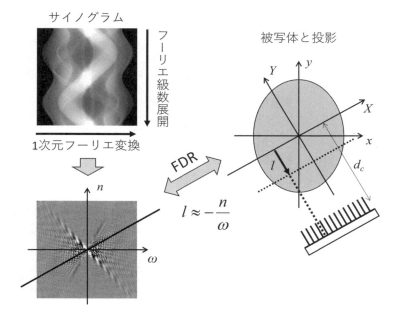

図 4-66　FDR の関係図

$$l \approx -\frac{n}{\omega} \tag{4-55}$$

となる．実空間の投影データからは各線源の位置はわからないが，周波数空間ではその位置が（4-55）式より特定されるため線源と検出器間の距離に依存した分解能補正が可能になる．コリメータの幅を C_h，高さを C_w とすると $\alpha = C_w/C_h$ となり，コリメータから被写体中心までの距離を d_c とすると $d = d_c + l$ となるので，FDR を用いた検出器の特性 $w_h(\omega, n)$ は

$$w_h(\omega, n) = \alpha d = \frac{C_w}{C_h}(d_c + l) = \frac{C_w}{C_h} \cdot (d_c - \frac{n}{\omega}) \tag{4-56}$$

となる．また，(4-43) 式を x に関して 1 次元フーリエ変換すると

$$F(\omega, d) = \exp[-\frac{(\alpha d)^2 \omega^2}{16 \ln 2}] \tag{4-57}$$

となる．ここに (4-56) 式を代入すると，線源と検出器間の距離に依存する分解能の周波数空間での特性は以下のように表される．

$$F(\omega, n) = \exp[-\frac{C_w^2 (d_c - n/\omega)^2 \omega^2}{16 C_h^2 \ln 2}] \tag{4-58}$$

この特性を補正するために，以下のようなウィナーフィルタが用いられる．

$$W(\omega, n) = \frac{|F(\omega, n)|}{|F(\omega, n)|^2 + N/S(\omega)} \tag{4-59}$$

ここで，$S(\omega)$ と N はそれぞれ信号成分および雑音のパワースペクトルで，ポアソン雑音に対しては N を一定と仮定し，また実際には $S(\omega)$ も一定値とする．

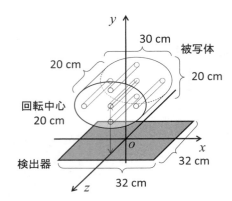

図 4-67　楕円柱に小円柱を 5 つ配置したファントムの被写体と検出器の配置

　FDR の効果がわかるように，図 4-67 に示す大きな楕円柱は水で満たされ，その内部に小さな 5 つの円筒を配置し，放射線はその小さな円筒の中にのみ存在することとする．その被写体からモンテカルロシミュレーションにて投影データを作成するプログラムの一部を以下に示す．

【P4-20projection_cylinder2.c (projection_cylinder2 関数の一部)】

```
        // 光子の小円内の位置
        // tm[0]+tx[k]:x0, tm[1]+ty[k]:y0, g_er:r, tm[4]:z0, tm[5]:z1
        do {
                // 座標± r の正方形内の任意座標の生成
                p[0] = g_er * (2 * dxor128() - 1);
                p[1] = g_er * (2 * dxor128() - 1);
                // 半径 r の円内に限定する
                w = p[0] * p[0] + p[1] * p[1];
        } while (w > g_er*g_er); // 半径 r の円外の場合繰り返す
        k = (int)(5 * dxor128());
        p[0] += tm[0] + tx[k];  // 小円の中心座標補正（x 方向）
        p[1] += tm[1] + ty[k];  // 小円の中心座標補正（y 方向）
        p[2] = (tm[5] - tm[4]) * dxor128() + tm[4];  // z 方向の座標
```

線源の位置は小円内の相対的な位置を確定した後，5 つの円の中心位置をランダムに選択し，その位置を加えることで決定する．また，楕円柱になるので角度ごとの回転が必要となる．楕円柱の内側の任意の位置から外側の表面までの距離を求める関数を以下に示す．

【P4-20projection_cylinder2.c (distance_ellipse 関数)】

```
        // 楕円柱形の外側までの距離を求める
        // double  *p;  // 光子の (x, y, z) 座標
        // double  *u;  // 光子の単位方向ベクトル（x, y, z 成分）
        // double  *tm; // 楕円柱の面の位置（x0,y0,a,b,-z,+z 方向）
```

```
// double  si;  // 投影角度の sine
// double  co;  // 投影角度の cosine
double distance_ellipse(double* p, double* u, double* tm, double si, double co)
{
    double  A, B, C, D; // 2 次方程式の係数
    double  t;          // 始点から被写体境界までの距離 (cm)
    double  z;
    double  px, py, ux, uy;
    double  x0 = tm[0]; // 楕円の中心座標（x 方向）
    double  y0 = tm[1]; // 楕円の中心座標（y 方向）
    double  a = tm[2];  // 楕円の長径
    double  b = tm[3];  // 楕円の短径

    // 基準点は (x0,y0) を中心に回転
    px = (p[0] - x0) * co - (p[1] - y0) * si + x0;
    py = (p[0] - x0) * si + (p[1] - y0) * co + y0;
    // 単位ベクトルは単純に回転
    ux = u[0] * co - u[1] * si;
    uy = u[0] * si + u[1] * co;

    // --- 被写体境界までの距離 t ----------------------
    // 点 (px, py, pz) から楕円柱の表面までの距離算出
    // ベクトル方程式（点の座標と方向ベクトルより）
    // x = ux*t+px
    // y = uy*t+py
    // z = uz*t+pz
    // xy 面の楕円の端までの距離（楕円柱の側面に到達）
    // (x-x0)^2/a^2+(y-y0)^2/b^2=1
    // 交点
    // A*t^2+2*B*t+C=0
    // A = b^2*ux^2+a^2*uy^2
    // B = b^2*ux*(px-x0)+a^2*uy*(py-y0)
    // C = b^2*(px-x0)^2+a^2*(py-y0)^2-a^2*b^2
    A = b * b * ux * ux + a * a * uy * uy;
    B = b * b * ux * (px - x0) + a * a * uy * (py - y0);
    C = b * b * (px - x0) * (px - x0) + a * a * (py - y0) * (py - y0) - a * a * b * b;
    D = B * B - A * C;
    if (A == 0) {
        // z 軸に平行
        t = (tm[4] - p[2]) / u[2];
        if (t < 0)
```

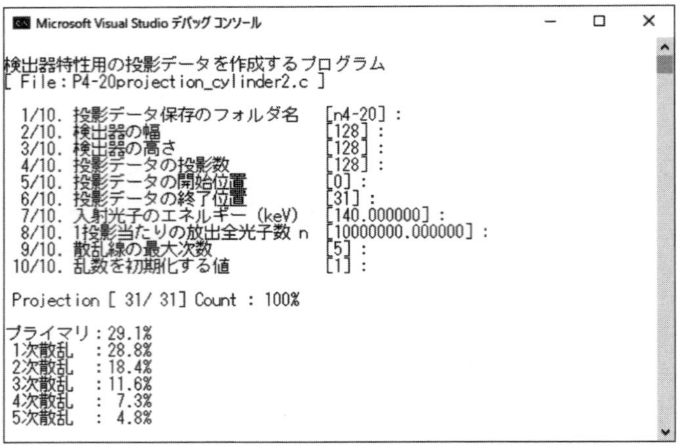

186 C言語によるモンテカルロシミュレーションの基礎と画像再構成への応用

図 4-68　P4-20projection_cylinder2.c を実行した画面

```
                    t = (tm[5] - p[2]) / u[2];
        }
        else if (D <= 0) t = 0;
        else {
                t = (-B + sqrt(D)) / A;
                // z の値で判別（楕円柱の楕円の部分に到達）
                z = u[2] * t + p[2];
                if (z < tm[4])
                        t = (tm[4] - p[2]) / u[2];
                else if (z > tm[5])
                        t = (tm[5] - p[2]) / u[2];
        }
        return t;
}
```

この関数は，distance_cylinder 関数をもとに円柱から楕円柱に改変している．回転は，光子の座標と単位方向ベクトルについて先に行う．その上で楕円と直線の交点を算出し，z 方向も考慮して楕円柱の表面までの距離 t を求める．プログラム P4-20projection_cylinder2.c を実行した画面を**図 4-68** に示す．また，1 投影あたりに放出する光子数を 2,000,000 にして作成した5つの小円の投影データを**図 4-69** に示す．その投影データにバタワースフィルタを掛けて中央のサイノグラムを抜き出したものと，それをFBP 法で再構成した画像を**図 4-70** に示す．再構成画像では，端の小円が外側に伸びた楕円のように歪んでいる．これがコリメータによる検出器特性の影響である．これを補正するために FDR を利用する．FDR の関係を用いて深さに依存する検出器特性を補正するプログラムの一部を以下に示す．

第 4 章　画像再構成への応用　187

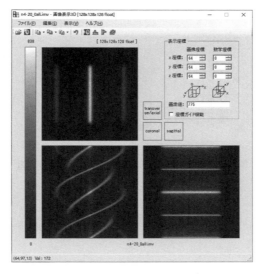

図 4-69　FDR のための 5 つの小円の 3D 投影データ

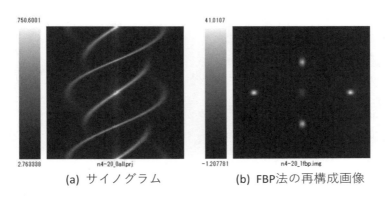

(a) サイノグラム　　　　(b) FBP 法の再構成画像

図 4-70　投影データのサイノグラムと FBP 法で再構成した画像

【P4-21fdr_filter.c (fdr_filter 関数)】

```
// *** FDR を利用したウィナーフィルタの作成 ***
// float   *fdr;  // FDR を利用したウィナーフィルタ画像
// int     px;    // 投影データの幅
// int     pa;    // 投影数
// double  pl;    // ピクセル長 (cm/pixel)
// double  cw;    // コリメータの幅（cm）
// double  ch;    // コリメータの高さ（cm）
// double  dc;    // 検出器から回転中心までの距離（cm）
// double  sn;    // Signal to Noise ratio (s/n)
void fdr_filter(float* fdr, int px, int pa, double pl, double cw, double ch, double dc, double sn)
```

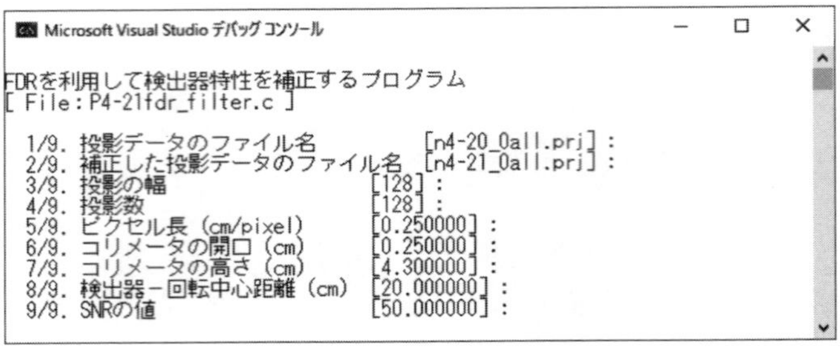

188　C言語によるモンテカルロシミュレーションの基礎と画像再構成への応用

```
Microsoft Visual Studio デバッグ コンソール                    —    □    ×

FDRを利用して検出器特性を補正するプログラム
[ File:P4-21fdr_filter.c ]

  1/9. 投影データのファイル名          [n4-20_0all.prj] :
  2/9. 補正した投影データのファイル名  [n4-21_0all.prj] :
  3/9. 投影の幅                        [128] :
  4/9. 投影数                          [128] :
  5/9. ピクセル長 (cm/pixel)           [0.250000] :
  6/9. コリメータの開口 (cm)           [0.250000] :
  7/9. コリメータの高さ (cm)           [4.300000] :
  8/9. 検出器-回転中心距離 (cm)        [20.000000] :
  9/9. SNRの値                         [50.000000] :
```

図 4-71　P4-21fdr_filter.c を実行した画面

```
{
    int     i, j;
    double  n, w, dd, fw, ww;
    double  s = -cw * cw / (16 * ch * ch * log(2.0)); // ガウス関数の固定値

    for (i = 0; i < pa; i++) {
        n = i - pa / 2;
        for (j = px / 2 + 1; j < px; j++) {
            // 角周波数（w=2*PI*u）より
            w = 2 * PI * (j - px / 2) / (px * pl);
            dd = dc - n / w;
            if (dd < 0) dd = 0; // コリメータからの距離は負値にならない
            fw = exp(s * dd * dd * w * w);
            // ウィナーフィルタ
            ww = fw / (fw * fw + 1 / sn);
            fdr[i * px + j] = (float)ww;
            fdr[(pa - i - 1) * px + px - j] = (float)ww;
        }
    }
}
```

角周波数 w は周波数に 2π を掛けて求める．あとは FDR を利用した式の通りに計算する．角度方向の
フーリエ級数展開はディジタルでは FFT を利用するのと同等になるので，サイノグラムの 2 次元 FFT
で周波数領域を求められる．プログラム P4-21fdr_filter.c を実行した画面を図 4-71 に示す．サイノグラ
ムの周波数領域の画像と FDR を利用した補正フィルタ，さらにその補正フィルタを掛けた周波数領域
の画像を図 4-72 に示す．また，このプログラムを用いて検出器特性の補正を実行したサイノグラムと
FBP 法で再構成した結果を図 4-73 に示す．深さに依存した検出器特性の影響が補正され，端の小円が
楕円から円に近い形になっている．

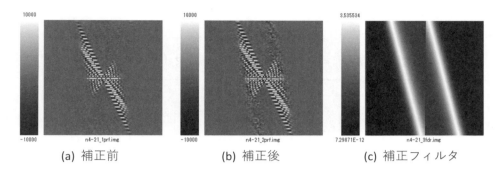

(a) 補正前　　　　　(b) 補正後　　　　　(c) 補正フィルタ

図 4-72　補正前後のサイノグラムの周波数画像と補正用のウィナーフィルタの画像

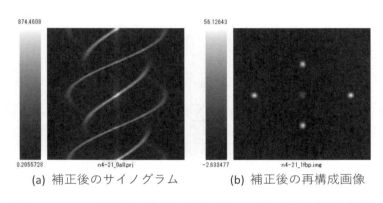

(a) 補正後のサイノグラム　　　(b) 補正後の再構成画像

図 4-73　FDR 補正後のサイノグラムと FBP 法で再構成した画像

4.7　逐次近似法による画像再構成

　X 線 CT の画像再構成問題において，計測手順を数式に表す順問題は Radon 変換で定式化される．また，その Radon 変換を解く逆問題は解析的に解くことができ，その解の一つが FBP 法である．逆問題の解法には解析的な方法以外に，繰り返しながら解を求める逐次近似法がある．この方法の考え方を**図 4-74** に示す．順問題の出力結果と計測データを比較して，そのフィードバックを利用する方法である．画像と投影は別の空間にあるので，フィードバックには順問題である投影とは逆の演算となる逆投影を利用する．仮定画像の投影と実際の計測データとの違いを逆投影して，そのフィードバックによって誤差を減らし，誤差が最小となったときの入力画像を逆問題の解とみなす．この手法を利用した画像再構成には様々な方法が提案されているが，この節では統計的手法の ML-EM 法と OSEM 法を中心に解説する．

4.7.1　ML-EM 法

　Maximum likelihood-expectation maximization（ML-EM）法は統計学的な理論に基づいて逐次式を算出する[11]．その逐次式は以下のように表される．

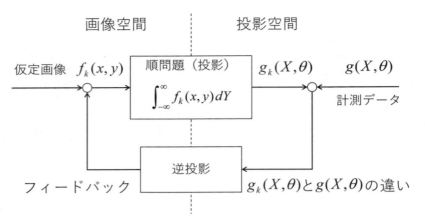

図 4-74　逐次近似法の処理の流れ

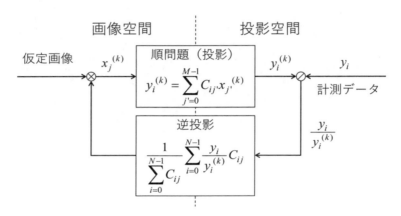

図 4-75　ML-EM 法の処理の流れ

$$x_j^{(k+1)} = \frac{x_j^{(k)}}{\sum_{i=0}^{N-1} C_{ij}} \sum_{i=0}^{N-1} \frac{y_i}{\sum_{j'=0}^{M-1} C_{ij'} x_{j'}^{(k)}} C_{ij} \tag{4-60}$$

ここで，k は繰り返し回数を表す．j は画像の画素番号を表し，すべての画素数を M とする．i は投影データの検出器番号を表し，すべての検出器の数を N とする．$x_j^{(k)}$ と $x_j^{(k+1)}$ はそれぞれ k 番目と $k+1$ 番目の画像の画素値に相当し，y_i は計測データである．C_{ij} はシステムマトリクスの要素で，ML-EM 法では検出確率と呼ばれる．この式の流れを図 4-75 に示す．仮定画像の投影と計測データの違いは比を利用している．検出確率 C_{ij} は図 4-76 に示すように j 番目の画素が i 番目の検出器にどの程度寄与しているかを表す．一般的には 1 つの画素を投影したときの検出器に含まれる面積で求められる．正方形の画素の投影は図 4-77 に示すように特別な角度以外は台形となる．画素を横切る長さを台形の高さとすると，画素の傾き θ が 0 度のとき投影は正方形に，45 度のとき投影は二等辺三角形となる．いずれも台形の特殊な場合とみなせるので，プログラムでは特別に扱う必要はない．画素の幅と高さを 1 とし，画素の中心を原点とすると，投影となる台形の頂点の位置は図 4-77 に示すとおりとなり，台形の高さ

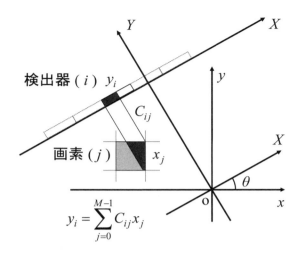

図 4-76 検出確率 C_{ij} の関係

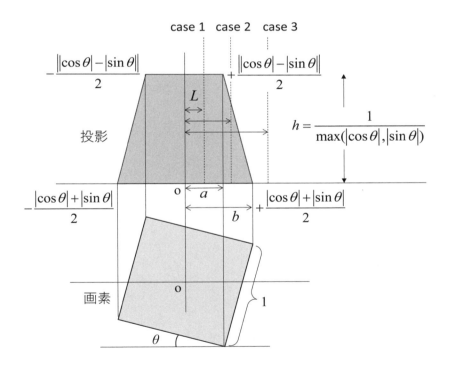

図 5-77 画素の投影と台形との関係

192　C 言語によるモンテカルロシミュレーションの基礎と画像再構成への応用

h は $\sin\theta$ と $\cos\theta$ の絶対値が大きい方の逆数となる．台形は検出器の端との位置関係により 3 つのケースで分割し，それらの面積から C_{ij} の値を求める．そのプログラムを以下に示す．

【P4-22mlem.c (make_cij 関数)】

```
// *** 検出確率 Cij を作成する関数 ***
// float  *cij;  // 検出確率データ
// int    px;   // 投影の幅
// int    pa;   // 投影数
// int    nx;   // 画像の幅
// int    ny;   // 画像の高さ
void make_cij(float* cij, int px, int pa, int nx, int ny)
{
    int     i, j, k, ix;
    double  th, si, co, sia, coa, a, b, h, x, y, x0;
    double  a0, a1, a2, L;

    // 初期化
    for (i = 0; i < px * pa * nx * ny; i++)
        cij[i] = 0;

    for (i = 0; i < pa; i++) {
        th = 2 * PI * i / pa;
        si = sin(th);
        co = cos(th);
        sia = fabs(si);
        coa = fabs(co);
        a = fabs(coa - sia) / 2;
        b = (coa + sia) / 2;
        h = coa > sia ? 1 / coa : 1 / sia;
        for (j = 0; j < ny; j++) {
            y = ny / 2 - j;
            for (k = 0; k < nx; k++) {
                x = k - nx / 2;
                x0 = x * co + y * si + px / 2;
                ix = (int)floor(x0 + 0.5);
                if (ix < 1 || ix > px - 2) continue;
                L = ix + 0.5 - x0; // 右側の検出器
                if (L <= a)     a2 = (a - L) * h + (b - a) * h / 2; // case 1
                else if (L < b) a2 = (b - L) * (b - L) * h / (2 * (b - a)); // case 2
                else            a2 = 0; // case 3
                L = 1 - L; // 左側の検出器
```

第4章　画像再構成への応用　193

```
                if (L <= a)    a0 = (a - L) * h + (b - a) * h / 2; // case 1
                else if (L < b) a0 = (b - L) * (b - L) * h / (2 * (b - a)); // case 2
                else            a0 = 0; // case 3
                a1 = 1 - a0 - a2; // 中央の検出器
                cij[i * px * nx * ny + (ix - 1) * nx * ny + j * nx + k] += (float)a0;
                cij[i * px * nx * ny +  ix      * nx * ny + j * nx + k] += (float)a1;
                cij[i * px * nx * ny + (ix + 1) * nx * ny + j * nx + k] += (float)a2;
            }
        }
    }
}
```

角度 th ごとに sin, cos, a, b, h の値を算出する．L の値は画素の中心投影から検出器の端までの距離にあたり，その値と a, b の位置関係で case 1, 2, 3 に分けて台形を区切った右側の面積をそれぞれ算出する．case 1 では，L の右側の面積は高さ h の長方形と直角三角形の面積の和となる．case 2 では，L に応じて底辺と高さが変化する直角三角形の面積となる．case 3 は L の右側に台形を含まないので 0 となる．これを台形の左側についても同様に行い，1 から左側 a0 と右側 a2 を引いた面積が台形中央に位置する検出器に投影される面積となる．最後にこれらの値を cij の該当する要素に割り振る．

検出確率 C_{ij} を使った投影と逆投影の式はそれぞれ

$$y_i = \sum_{j=0}^{M-1} C_{ij} x_j \tag{4-61}$$

$$x_j = \sum_{i=0}^{N-1} y_i C_{ij} \tag{4-62}$$

となる．これらの式を利用した投影と逆投影のプログラムを以下に示す．

【P4-22mlem.c (forward_projection 関数と back_projection 関数)】

```c
// *** 1 方向の投影を行う関数 ***
// float* prj; // 投影データ
// int    px;  // 投影データの幅
// float* img; // 画像データ
// int    nn;  // 画像データのピクセル数
// float* cij; // 検出確率
void forward_projection(float *prj, int px, float *img, int nn, float *cij)
{
    int    i, j;

    for(i = 0 ; i < px ; i++) {
        for(j = 0 ; j < nn ; j++) {
            prj[i] += cij[i * nn + j] * img[j];
```

194　C言語によるモンテカルロシミュレーションの基礎と画像再構成への応用

```c
            }
        }
    }


// *** 1 方向への逆投影を求める関数 ***
// float*  img;  // 画像データ
// int     nn;   // 画像データのピクセル数
// float*  prj;  // 投影データ
// int     px;   // 投影データの幅
// float*  cij;  // 検出確率
void back_projection(float* img, int nn, float* prj, int px, float* cij)
{
    int    i, j;

    for (i = 0; i < px; i++) {
        for (j = 0; j < nn; j++) {
            img[j] += cij[i * nn + j] * prj[i];
        }
    }
}
```

プログラムのコードでは画像データ img と投影データ prj を入れ替えて，cij と掛け算してから加えることで計算する．以上の関数を利用した ML-EM 法のプログラムを以下に示す．

【P4-22mlem.c (mlem 関数)】

```c
// *** ML_EM 法を実行する関数 ***
// float   *img;  作成される画像データ
// int     nx;    画像データの幅（x 方向）
// int     ny;    画像データの高さ（y 方向）
// float   *prj;  元の投影データ
// int     px;    投影データの動径方向の数
// int     pa;    投影データの角度方向の数
// int     n;     繰り返し回数
void mlem(float* img, int nx, int ny, float* prj, int px, int pa, int n)
{
    int    i, j;
    char   fi[50];
    float* cij, *c0, * aprj, * rprj, * aimg;

    cij = (float*)malloc((size_t)px * pa * nx * ny * sizeof(float));
    c0 = (float*)malloc((size_t)nx * ny * sizeof(float));
```

第 4 章　画像再構成への応用　195

```c
aprj = (float*)malloc((size_t)px * pa * sizeof(float));
rprj = (float*)malloc((size_t)px * pa * sizeof(float));
aimg = (float*)malloc((size_t)nx * ny * sizeof(float));

// 保存用フォルダの作成
_mkdir( "n4-22" );

// 検出確率 cij の作成
make_cij(cij, nx, ny, px, pa);

// 投影データの端のエラーを緩和（左右 5 ピクセル）
for (i = 0; i < pa; i++) {
    for (j = 0; j < 6; j++) {
        prj[i * px + j] *= (float)((cos(PI * (5 - j) / 5) + 1) / 2);
        prj[i * px + px - j - 1] *= (float)((cos(PI * (5 - j) / 5) + 1) / 2);
    }
}


// ml-em itaration
// 検出確率 cij の規格化係数の作成
for (i = 0; i < nx * ny; i++) {
    c0[i] = 0;
    for (j = 0; j < pa * px; j++)
        c0[i] += cij[j * nx * ny + i];
    if (c0[i] == 0) c0[i] = 1;
}

// ① 初期画像を仮定する
for (i = 0; i < nx * ny; i++)
    img[i] = 1;

for (i = 0; i < n; i++) {
    fprintf(stderr, "¥r *** ML-EM iteration [%2d/%2d]" , i + 1, n);
    for (j = 0; j < px * pa; j++) aprj[j] = rprj[j] = 0;
    for (j = 0; j < nx * ny; j++) aimg[j] = 0;
    // ② 初期画像から投影を計算する
    for (j = 0; j < pa; j++)
        forward_projection(aprj + j * px, px, img, nx * ny, cij + j * px * nx * ny);
    // ③ 投影の比を計算する
    for (j = 0; j < px * pa; j++)
        if (aprj[j] > 1)  rprj[j] = prj[j] / aprj[j];
```

196 C言語によるモンテカルロシミュレーションの基礎と画像再構成への応用

```c
            // ④ 比を逆投影する
            for (j = 0; j < pa; j++)
                back_projection(aimg, nx * ny, rprj + j * px, px, cij + j * px * nx * ny);
            // ⑤ 規格化して画像を更新する
            for (j = 0; j < nx * ny; j++)
                img[j] *= aimg[j] / c0[j];
            // 途中画像の保存
            sprintf(fi, "n4-22/n4-22_0img%03d.img", i + 1);
            write_data(fi, img, nx * ny);
            sprintf(fi, "n4-22/n4-22_1aprj%03d.prj", i + 1);
            write_data(fi, aprj, px * pa);
            sprintf(fi, "n4-22/n4-22_2rprj%03d.prj", i + 1);
            write_data(fi, rprj, px * pa);
            sprintf(fi, "n4-22/n4-22_3aimg%03d.img", i + 1);
            write_data(fi, aimg, nx * ny);
        }
        printf("¥n");
        free(cij);
        free(c0);
        free(aprj);
        free(rprj);
        free(aimg);
}
```

散乱線の影響で投影データの端まで値が残ってしまうので，画像領域の内接円が大きな値になるアーチファクトが生じる．それを軽減するために，投影データの端の部分を滑らかに低くする措置を加えている．逆投影の規格化に用いる C_{ij} の i について合計した係数は，c0 の配列として先に計算する．初期画像はすべて1となる画像とし，初期画像（2回目からは更新画像）の投影，比の計算，逆投影，規格化と画像の更新の順に計算する．繰り返しの途中の画像は「n4-22」フォルダに保存する．プログラム P4-22mlem.c を実行した画面を図 4-78 に示す．図 4-10 に示した一様な円筒と図 4-67 に示した楕円柱内に5つの小円柱を含んだファントムから再構成した画像を図 4-79 に示す．繰り返し回数が増えるたびに画像が鮮鋭化され，FBP 法で再構成した画像に近づく．

4.7.2 OSEM 法

OSEM（ordered subset expectation maximization）法は投影データをいくつかのグループ（サブセット）に分割しておき，このサブセットに属する投影データのみで，投影，比較，逆投影，更新を行い，それをサブセットごとに繰り返す方法である[12]．すべてのサブセットでの更新を行った時点で，全体の更新1回分としている．サブセットを1としたときが ML-EM 法に相当する．通常サブセットは8や16 などが使われる．サブセットを作成する際に投影の順番はなるべく分散した方がよい．投影の順番を分散する方法の1つに constant increment scheme（CIS）法がある[13]．この方法は以下のアルゴリズムで順番を決定する．

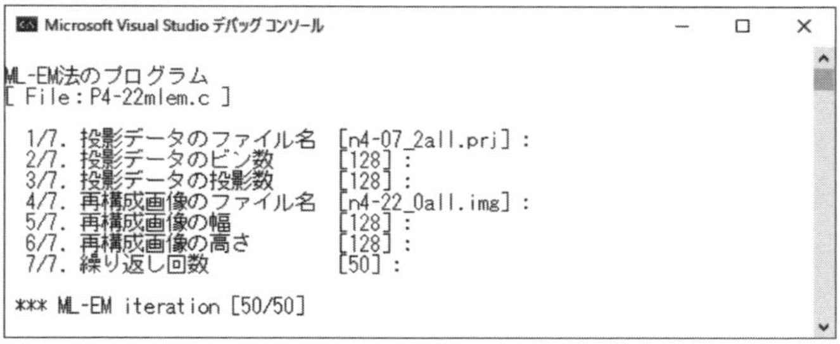

第 4 章 画像再構成への応用 197

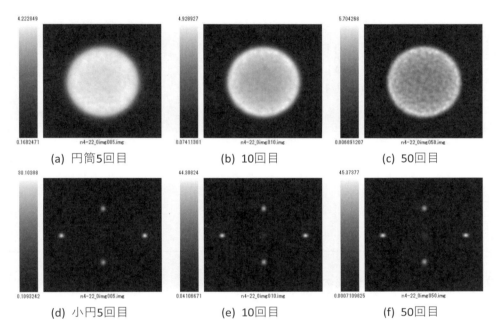

図 4-78 P4-22mlem.c を実行した画面

図 4-79 ML-EM 法で再構成した一様な円筒および楕円柱に配置した
5 つの小円の 2 種類の画像の再構成結果

$$m^{(k+1)} = (m^{(k)} + c) \bmod p_a \tag{4-63}$$

ここで $m^{(k)}$ と $m^{(k+1)}$ はそれぞれ k 番目と $k+1$ 番目の投影番号であり，p_a は投影数である．また，c は $c = \mathrm{int}\,(p_a/e)$ で求めた定数である．int 関数は小数点以下を切り捨て整数にする処理で，e はネイピア数である．投影数によっては同じ数が出ることがあるので，その場合は同じ数が重ならないように 1 を加えて調整する．CIS 法で順番を決めるプログラムを以下に示す．

【P4-23osem.c (cis 関数)】

```
// *** 投影の順序を決める CIS 法 ***
// int* cs; // CIS 法の順序
```

198　C言語によるモンテカルロシミュレーションの基礎と画像再構成への応用

```c
// int   ps; // 投影数
void cis(int* cs, int pa)
{
    int i, j, n;
    int c = (int)(pa / 2.71828182846);
    int mk = 0;

    cs[0] = mk;
    for (i = 1; i < pa; i++) {
        mk = (mk + c) % pa;
        do {
            n = 0;
            for (j = 0; j < i; j++) {
                if (cs[j] == mk) {
                    mk = (mk + 1) % pa;
                    break;
                }
                n++;
            }
        } while (n != i);
        cs[i] = mk;
    }
}
```

do while 文を使って前に決定した投影の番号 cs[j] と重なりがないように調整している．投影番号の配列 cs を利用した OSEM 法のプログラムの一部を以下に示す．

【P4-23osem.c (osem 関数の一部)】

```c
// OSEM itaration
// 検出確率 cij の規格化係数の作成
for (k = 0; k < ss; k++) {
    for (i = 0; i < nx * ny; i++) {
        cs0[k * nx * ny + i] = 0;
        for (j = k * pa / ss; j < (k + 1) * pa / ss; j++)
            for (m = 0; m < px; m++)
                cs0[k * nx * ny + i] += cij[(cs[j] * px + m) * nx * ny + i];
        if (cs0[k * nx * ny + i] == 0) cs0[k * nx * ny + i] = 1;
    }
}
write_data( "n4-23_cs0.img" , cs0+nx*ny, nx * ny);
```

```c
// ① 初期画像を仮定する
for (i = 0; i < nx * ny; i++)
    img[i] = 1;


for (i = 0; i < n; i++) {
    fprintf(stderr, "¥r *** OSEM iteration [%2d/%2d]", i + 1, n);
    for (j = 0; j < px * pa; j++) aprj[j] = rprj[j] = 0;
    for (k = 0; k < ss; k++) {
        for (j = 0; j < nx * ny; j++) aimg[j] = 0;
        // ② 初期画像から投影を計算する
        for (j = k * pa / ss; j < (k + 1) * pa / ss; j++)
            forward_projection(aprj + cs[j] * px, px, img, nx * ny, cij + cs[j] * px * nx * ny);
        // ③ 投影の比を計算する
        for (j = 0; j < px * pa; j++)
            if (aprj[j] > 1)  rprj[j] = prj[j] / aprj[j];
        // ④ 比を逆投影する
        for (j = k * pa / ss; j < (k + 1) * pa / ss; j++)
            back_projection(aimg, nx * ny, rprj + cs[j] * px, px, cij + cs[j] * px * nx * ny);
        // ⑤ 規格化して画像を更新する
        for (j = 0; j < nx * ny; j++)
            img[j] *= aimg[j] / cs0[k * nx * ny + j];
    }
    // 途中画像の出力
    sprintf(fi, "n4-23/n4-23_0img%03d.img", i + 1);
    write_data(fi, img, nx * ny);
    sprintf(fi, "n4-23/n4-23_1aprj%03d.prj", i + 1);
    write_data(fi, aprj, px * pa);
    sprintf(fi, "n4-23/n4-23_2rprj%03d.prj", i + 1);
    write_data(fi, rprj, px * pa);
    sprintf(fi, "n4-23/n4-23_3aimg%03d.img", i + 1);
    write_data(fi, aimg, nx * ny);

}
```

規格化係数 cs0 はサブセットごとに算出する．k の繰り返しがサブセットの繰り返しで，cs[j] がサブセット内の投影番号になる．サブセットの繰り返しが入るので，ML-EM 法では j の繰り返しは単純に 0 から pa-1 までになっていたところが，サブセットごとに開始番号と終了番号を変える必要があり，OSEM 法での j の繰り返しは k*pa/ss から (k+1)*pa/ss-1 までとなる．ここで ss はサブセット数である．プログラム P4-23osem.c を実行した画面を**図 4-80** に示す．CIS の順序は，0 番から始まる投影の順番を示す．**図 4-10** に示した一様な円筒と**図 4-67** に示した楕円柱内に 5 つの小円柱を含んだファントムから再構成した画像を**図 4-81** に示す．ML-EM 法に比べて収束がかなり早くなる．

```
Microsoft Visual Studio デバッグ コンソール

OSEM法のプログラム
[ File：P4-23osem.c ]

 1/8. 投影データのファイル名 [n4-07_2all.prj] :
 2/8. 投影データのビン数     [128] :
 3/8. 投影データの投影数     [128] :
 4/8. 再構成画像のファイル名 [n4-23_0all.img] :
 5/8. 再構成画像の幅         [128] :
 6/8. 再構成画像の高さ       [128] :
 7/8. サブセットの数         [8] :
 8/8. 繰り返し回数           [10] :

CIS順序 : 0, 47, 94, 13, 60, 107, 26, 73, 120, 39, 86, 5, 52, 99, 18, 65, 1
12, 31, 78, 125, 44, 91, 10, 57, 104, 23, 70, 117, 36, 83, 2, 49, 96, 15, 6
2, 109, 28, 75, 122, 41, 88, 7, 54, 101, 20, 67, 114, 33, 80, 127, 46, 93,
12, 59, 106, 25, 72, 119, 38, 85, 4, 51, 98, 17, 64, 111, 30, 77, 124, 43,
90, 9, 56, 103, 22, 69, 116, 35, 82, 1, 48, 95, 14, 61, 108, 27, 74, 121, 4
0, 87, 6, 53, 100, 19, 66, 113, 32, 79, 126, 45, 92, 11, 58, 105, 24, 71, 1
18, 37, 84, 3, 50, 97, 16, 63, 110, 29, 76, 123, 42, 89, 8, 55, 102, 21, 68
, 115, 34, 81,

*** OSEM iteration [10/10]
```

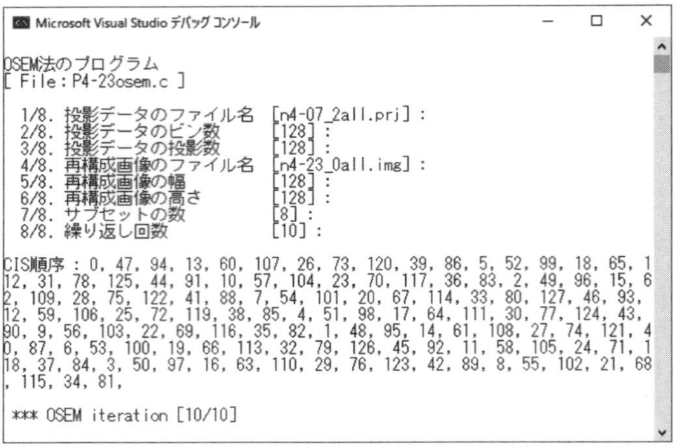

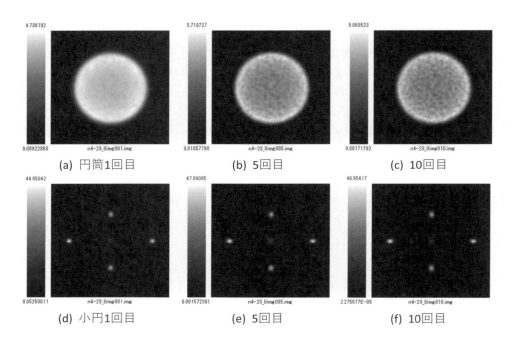

図 4-80　P4-23osem.c を実行した画面

(a) 円筒1回目　(b) 5回目　(c) 10回目

(d) 小円1回目　(e) 5回目　(f) 10回目

図 4-81　OSEM 法で再構成した一様な円筒および
楕円柱に配置した 5 つの小円の 2 種類の画像の再構成結果

4.7.3　逐次近似法と補正

ML-EM 法や OSEM 法で用いられる検出確率 C_{ij} は本来，点線源（正確には 1 ピクセルのみに RI が存在する場合）に対する検出器のレスポンスに一致する．よって，あらかじめ点線源で点広がり関数を測定しておいて，これを C_{ij} とすれば分解能も補正される．SPECT の場合は，被写体における減弱，散乱，およびコリメータからの距離に依存する分解能特性があり，これらを考慮する必要がある．それ

第 4 章　画像再構成への応用　201

らを考慮した検出確率をそのまま ML-EM 法と OSEM 法に適用すれば，減弱，散乱，およびコリメータ特性をある程度補正することが可能である．減弱，散乱，およびコリメータ特性を考慮した検出確率 C_{ij} を導出するプログラムを以下に示す．

【P4-24mlem_correct.c (make_cij_ellipse 関数)】

```c
// *** 検出確率 Cij の作成（減弱，散乱，検出器特性あり）***
// float  *cij;  // 投影データ
// int     px;   // 投影の幅
// int     pa;   // 投影数
// int     nx;   // 画像の幅
// int     ny;   // 画像の高さ
// double  ra;   // 楕円柱の長径（cm）
// double  rb;   // 楕円柱の短径（cm）
// double  pl;   // ピクセル長（cm/pixel）
// double  mu;   // 減弱係数（1/cm）
void make_cij_ellipse(float* cij, int px, int pa, int nx, int ny, double ra, double rb, double pl, double mu)
{
    int     i, j, k, m, ix, mx;
    double  th, si, co, sia, coa, a, b, h, x, y, x0, xr, yr;
    double  a0, a1, a2, d0, L, A, B, C;
    float*  psf;

    // PSF の係数
    double  psfa = 0.013423;
    double  psfb = 0.067791;
    double  psfc = 0.106577;
    double  psfd = 0.099052;
    double  sb, sd;
    float   buf;

    psf = (float*)malloc((size_t)px / 2 * sizeof(float));

    // 初期化
    for (i = 0; i < px * pa * nx * ny; i++)
        cij[i] = 0;
    d0 = g_d0 / pl; // 回転中心までの距離を pixel 単位に変換
    ra /= pl;       // 楕円柱の長径を pixel 単位に変換
    rb /= pl;       // 楕円柱の短径を pixel 単位に変換
    mu *= pl;       // 線減弱係数を 1/pixel 単位に変換
```

202　C言語によるモンテカルロシミュレーションの基礎と画像再構成への応用

```c
for (i = 0; i < pa; i++) {
    th = 2 * PI * i / pa;
    si = sin(th);
    co = cos(th);
    sia = fabs(si);
    coa = fabs(co);
    a = fabs(coa - sia) / 2;
    b = (coa + sia) / 2;
    h = coa > sia ? 1 / coa : 1 / sia;
    for (j = 0; j < ny; j++) {
        y = ny / 2 - j;
        for (k = 0; k < nx; k++) {
            x = k - nx / 2;
            if (x * x / (ra * ra) + y * y / (rb * rb) > 1) continue; // 楕円柱の範囲外
            x0 = x * co + y * si + px / 2;
            ix = (int)floor(x0 + 0.5);
            if (ix < 1 || ix > px - 2) continue;
            L = ix + 0.5 - x0;
            if (L <= a)      a2 = (a - L) * h + (b - a) * h / 2;
            else if (L < b) a2 = (b - L) * (b - L) * h / (2 * (b - a));
            else            a2 = 0;
            L = 1 - L;
            if (L <= a)      a0 = (a - L) * h + (b - a) * h / 2;
            else if (L < b) a0 = (b - L) * (b - L) * h / (2 * (b - a));
            else            a0 = 0;
            a1 = 1 - a0 - a2;
            // 減弱の考慮（楕円）
            xr = x * co + y * si;
            yr = -x * si + y * co;
            A = ra * ra * co * co + rb * rb * si * si;
            B = (ra * ra - rb * rb) * xr * co * si;
            C = (ra * ra * si * si + rb * rb * co * co) * xr * xr - ra * ra * rb * rb;
            //if (B * B - A * C <= 0.0) continue;
            L = yr + (B + sqrt(B * B - A * C)) / A;
            a0 *= exp(-mu * L);
            a1 *= exp(-mu * L);
            a2 *= exp(-mu * L);
            // 距離に依存した PSF の作成（散乱成分も考慮）
            L = d0 / (yr + d0);
            sb = psfb * L;
            sd = psfd * L * L;
```

```
              buf = 0;
              for (m = 0; m < px / 2; m++) {
                  x = fabs(m - px / 4);
                  psf[m] = (float)(psfa * exp(-sb * x) + psfc * exp(-sd * x * x));
                  buf += psf[m];
              }
              for (m = 0; m < px / 2; m++) {
                  psf[m] /= buf;  // 合計が 1 になるように規格化
              }
              // PSF の考慮
              for (m = 0; m < px / 2; m++) {
                  mx = m - px / 4;
                  if (ix - 1 + mx >= 0 && ix - 1 + mx < px)
                          cij[i * px * nx * ny + (ix - 1 + mx) * nx * ny + j * nx + k] += (float)(a0
                          * psf[m]);
                  if (ix + mx >= 0 && ix + mx < px)
                          cij[i * px * nx * ny + (ix + mx) * nx * ny + j * nx + k] += (float)(a1 *
                          psf[m]);
                  if (ix + 1 + mx >= 0 && ix + 1 + mx < px)
                          cij[i * px * nx * ny + (ix + 1 + mx) * nx * ny + j * nx + k] += (float)(a2
                          * psf[m]);
              }
          }
      }
    }
  }
}
```

この関数では，線減弱係数が一様な楕円柱を仮定して減弱を行い，深さに依存した検出器特性と散乱線の効果は，4.5.4 節の TDCS 法で利用した PSF を用いる．PSF の係数は P4-19tdcs.c の convolution 関数で用いたものと同様にしてある．減弱については楕円柱を仮定しているので，画素位値 (x, y) から楕円の周囲までの距離を求めて減弱を行う．中心が原点の楕円の式は

$$\frac{x^2}{a^2} + \frac{y^2}{b^2} = 1 \tag{4-64}$$

となる．回転を考慮するので，座標軸の回転式

$$\begin{cases} x = X\cos\theta - Y\sin\theta \\ y = X\sin\theta + Y\cos\theta \end{cases} \tag{4-65}$$

を代入して Y について 2 次方程式を解く．その 2 次方程式は

$$AY^2 + 2BY + C = 0$$

$$\begin{cases} A = a^2\cos^2\theta + b^2\sin^2\theta \\ B = (a^2 - b^2)X\cos\theta\sin\theta \\ C = (a^2\sin^2\theta + b^2\cos^2\theta)X^2 - a^2b^2 \end{cases} \tag{4-66}$$

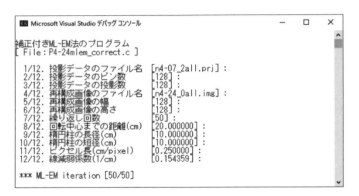

図 4-82　P4-24mlem_correct.c を実行した画面

となるので，その解は

$$Y = \frac{-B \pm \sqrt{B^2 - AC}}{A} \tag{4-67}$$

となる．検出器側はマイナスの方向なので，対象画素の Y 方向の位置にマイナス方向の解を加える（実際には差し引く）．よって，対象画素から楕円の端までの長さ L は

$$L = y_r + \frac{B + \sqrt{B^2 - AC}}{A} \tag{4-68}$$

となる．ここで，y_r は以下の回転式で求める．

$$y_r = -x\sin\theta + y\cos\theta \tag{4-69}$$

よって，線減弱係数を μ とすると減弱は $\exp(-\mu L)$ となり，それを乗算することで減弱を考慮する．

　距離に依存した PSF は，回転中心での PSF を TDCS 法の節で求めた（4-41）式に基づくように仮定するので，その時の PSF の幅に相当する係数 b（psfb）と d（psfd）を距離に応じて変更する．検出器から回転中心までの距離が d0 なので対象画素から検出器までの距離は yr+d0 となる．よってそれぞれの係数に比 d0/(yr+d0) を乗算する．ただし，係数 d（psfd）はガウス関数の係数であり，幅に対して 2 乗となるので比も 2 乗で乗算する．それをもとに px の 1/2 幅で PSF を作成し，それぞれ a0，a1，a2 倍して重畳する．擬似的ではあるが，散乱を含んだ PSF 特性となる．プログラム P4-24mlem_correct.c を実行した画面を図 4-82 に示す．図 4-10 に示した一様な円筒と図 4-67 に示した楕円柱内に 5 つの小円柱を含んだファントムから再構成した画像を図 4-83 に示す．均一な円筒ファントムでは一様な再構成画像になっており，繰り返しを進めるに従って変動成分が目立つようになる．5 つの小円柱を含んだファントムでは，繰り返しと共に小円の広がりが抑えられ円に近くなり，中央の小円の値は多少復元されている．2 次元での再構成のため復元が不十分であるが，3 次元再構成に拡張すればさらに復元されると考えられる．

　減弱，散乱，およびコリメータ特性を考慮した検出確率 C_{ij} を導出する関数を OSEM 法に組み込んだプログラムを P4-25osem_correct.c とする．プログラム P4-25osem_correct.c を実行した画面を図 4-84 に示す．この実行画面では，楕円柱内に 5 つの小円柱を含んだファントムについて実行した画面を示している．ファイル名と楕円柱の横の径を実行時に入力する．図 4-10 に示した一様な円筒と図 4-67 に示した楕円柱内に 5 つの小円柱を含んだファントムから再構成した画像を図 4-85 に示す．ML-EM 法の同様の結果となり，収束は早くなる．

(a) 円筒5回目　(b) 10回目　(c) 50回目

(d) 小円5回目　(e) 10回目　(f) 50回目

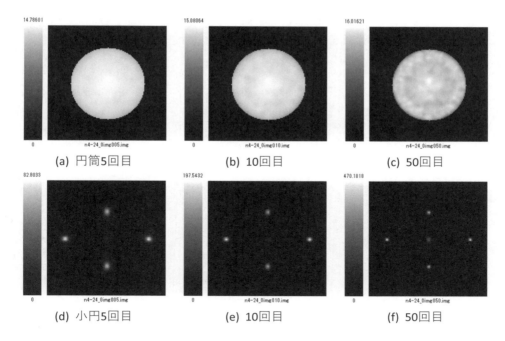

図 4-83　補正付き ML-EM 法で再構成した一様な円筒および楕円柱に配置した 5 つの小円の 2 種類の画像の再構成結果

```
Microsoft Visual Studio デバッグ コンソール

補正付きOSEM法のプログラム
[ File：P4-25osem_correct.c ]

 1/13. 投影データのファイル名　[n4-07_2all.prj] :
 2/13. 投影データのビン数　　　[128] :
 3/13. 投影データの投影数　　　[128] :
 4/13. 再構成画像のファイル名　[n4-25_0all.img] :
 5/13. 再構成画像の幅　　　　　[128] :
 6/13. 再構成画像の高さ　　　　[128] :
 7/13. サブセットの数　　　　　[8] :
 8/13. 繰り返し回数　　　　　　[10] :
 9/13. 回転中心までの距離(cm)　[20.000000] :
10/13. 楕円柱の長径(cm)　　　　[10.000000] :
11/13. 楕円柱の短径(cm)　　　　[10.000000] :
12/13. ピクセル長(cm/pixel)　　[0.250000] :
13/13. 線減弱係数(1/cm)　　　　[0.154359] :

*** OSEM iteration [10/10]
```

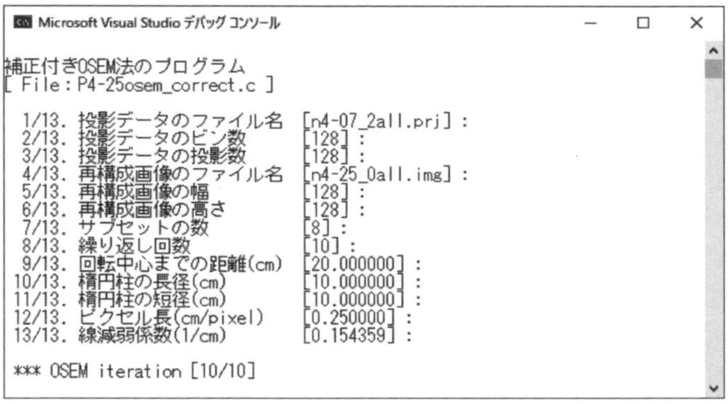

図 4-84　P4-25osem_correct.c を実行した画面（楕円体に配置した 5 つの小円データ）

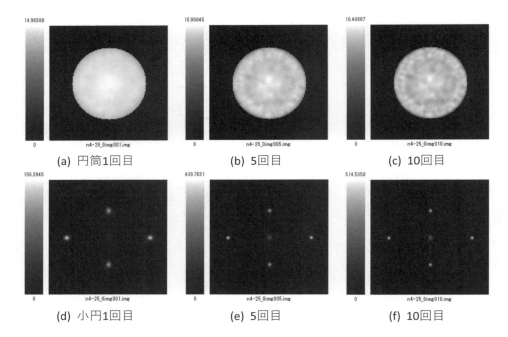

図4-85 補正付きOSEM法で再構成した一様な円筒およひ楕円柱に配置した5つの小円の2種類の画像の再構成結果

参考文献

1) Sorenson JA, Phelps ME. Physics in nuclear medicine. Philadelphia: Saunders, 1987.
2) Chang LT. A method of attenuation correction in radionuclide computed tomography. IEEE Trans Nucl Sci, 25, 638-643, 1978.
3) Kenneth FK, Fayez MS, Steven B, et al. SPECT Dual-Energy-Window Compton Correction: Scatter Multiplier Required for Quantification. The Journal of Nuclear Medicine, 31, No.1, 1990.
4) Ogawa K, Harata H, Ichihara T, Kubo A, Hashimoto S. A Practical Method for Position Dependent Compton Scatter Correction in Single Photon Emission CT. IEEE Trans. Med. Imag. 10, 408-412, 1991.
5) Narita Y, Eberl S, Iida H, et al. Monte Carlo and experimental evaluation of accuracy and noise properties of two scatter correction methods for SPECT. Physics in Medicine & Biology, 41 (11), 2481, 1996.
6) Iida H, Narita Y, Kado H, et al. Effects of Scatter and Attenuation Correction on Quantitative Assessment of Regional Cerebral Blood Flow with SPECT. Journal of Nuclear Medicine, 39 (1), 181-189, 1998.
7) Meikle SR, Hutton BF, Bailey DL. A transmission-dependent method for scatter correction in SPECT. Journal of Nuclear Medicine, 35 (2), 360-367, 1994.
8) Frey EC and Tsui BMW. A new method for modeling the spatially-variant, object-dependent scatter response function in SPECT. 1996 IEEE Nuclear Science Symposium. Conference Record. 2. 1082-1086, 1996.

9) Edholm PR, Lewitt RM, Lindholm B. Novel properties of the Fourier decomposition of the sinogram. In Physics and Engineering of Computerized Multidimensional Imaging and Processing, 671, 8-18, SPIE, 1986.

10) Lewitt RM, Edholm PR, Xia W. Fourier method for correction of depth-dependent collimator blurring. In Medical Imaging III: Image Processing, 1092, 232-243, SPIE, 1989.

11) Shepp LA, Vardi Y: Maximum likelihood reconstruction for emission tomography. IEEE transactions on medical imaging, 1 (2), 113-122, 1982.

12) Hudson HM, Larkin RS. Accelerated image reconstruction using ordered subsets of projection data. IEEE transactions on medical imaging, 13 (4), 601-609, 1994.

13) Tanaka E, Kudo H. Subset-dependent relaxation in block-iterative algorithms for image reconstruction in emission tomography. Physics in Medicine & Biology, 48 (10), 1405, 2003.

第5章

吸収線量への応用

　この章では放射線治療の治療計画に用いられる吸収線量への応用について解説する．本来，吸収線量の算出には電子輸送も含めたモンテカルロシミュレーションが用いられるが，電子輸送は複雑になるのでこの書籍では前章までに解説してきた光子輸送のみを考慮する．

5.1　一方向照射（細線）

　均一の楕円柱を被写体として，外部からX線を照射し，被写体内の吸収エネルギー量を算出する．楕円柱は図5-1に示した形状および配置とし，X線は外部のy軸からθ回転した位置から中心に向けてペンシルビームで照射する．吸収エネルギーのコードは3.16節で解説した関数を参考にする．吸収エネルギーの加算の関数に線源の回転を考慮したプログラムを以下に示す．

p5-01dose_narrow.c 【add_energy2 関数】

```c
// 吸収エネルギーの加算
// float *img;  // 吸収エネルギーの3次元画像
// int    nx;   // 3次元画像の幅
// int    ny;   // 3次元画像の高さ
// int    nz;   // 3次元画像の奥行
// double *p;   // 位置座標 (cm)
// double pl;   // 3次元画像の画素長 (cm/pixel)
// double E;    // 吸収エネルギー (keV)
// double si;   // 回転角の正弦 (sin)
// double co;   // 回転角の余弦 (cos)
void add_energy2(float* img, int nx, int ny, int nz, double* p, double pl, double E, double si, double co)
{
    int ix, iy, iz;
    double x, y;

    // 線源の回転
    x = p[0] * co - p[1] * si;
    y = p[0] * si + p[1] * co;
    ix = (int)floor(x / pl + nx / 2 + 0.5);
    if (ix < 0 || ix > nx - 1) return; // 被写体検出の外側
```

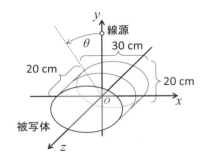

図 5-1　被写体の楕円柱と線源の配置

```
        iy = (int)floor(ny / 2 - y / pl + 0.5);
        if (iy < 0 || iy > ny - 1) return;  // 被写体検出の外側
        iz = (int)floor(nz / 2 - p[2] / pl + 0.5);
        if (iz < 0 || iz > nz - 1) return;  // 被写体検出の外側

        img[iz * nx * ny + iy * nx + ix] += (float)E; // エネルギーの加算
}
```

線源の回転の正弦と余弦を引数にして,x軸とy軸を回転させてからエネルギー加算を行う．エネルギーは keV で計算しているので，それを以下の式で画素ごとの吸収線量 Gy（J/kg）に変換する．

$$\mathrm{Gy} = E \times 10^3 \times 1.60218 \times 10^{-19} / (pl^3 \times 10^3) \tag{5-1}$$

ここで，E は keV のエネルギーで pl は cm/pixel のピクセル長である．被写体は水を仮定しているので密度は 1.0 g/cm^3 としている．この換算は main 関数で以下のように行う．

p5-01dose_narrow.c【main 関数の一部】

```
// エネルギー量の換算 (keV → mGy)
for (i = 0; i < g_nx * g_ny * g_nz; i++)
    g_img[i] *= (float)(1.60218e-10 / (g_pl * g_pl * g_pl));
```

ここでの吸収線量は mGy の単位とする．プログラム P5-01dose_narrow.c を実行した画面を図 5-2 に示す．また，その実行結果の画像を図 5-3 に示す．図 5-3（a）は，画像の最大値をそのまま表示しており，図 5-3（b）は最大値を 0.01 mGy とし，グレーバーを対数調にしたもので表示している．散乱による吸収線量の広がりが確認される．図 5-3（c）および（d）はそれぞれ線源の位置を 45 度および 90 度としたときの結果である．

5.2　一方向照射（太線）

照射する線源に広がりを持たせるには，線源の位置を設定した範囲でランダムに変更する．線源の位置を乱数で設定するコードを以下に示す．

第 5 章 吸収線量への応用　211

図 5-2　P5-01dose_narrow.c を実行した画面

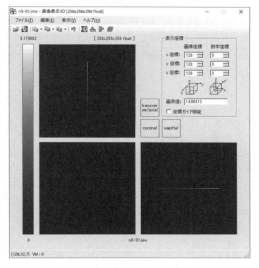

(a) 0度方向から照射

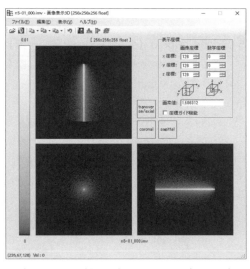

(b) 表示の最大値とグレーバーを変えて表示

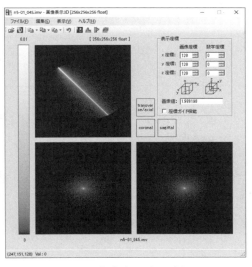

(c) 45度方向から入射

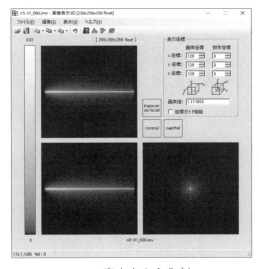

(d) 90度方向から入射

図 5-3　一方向から照射した結果

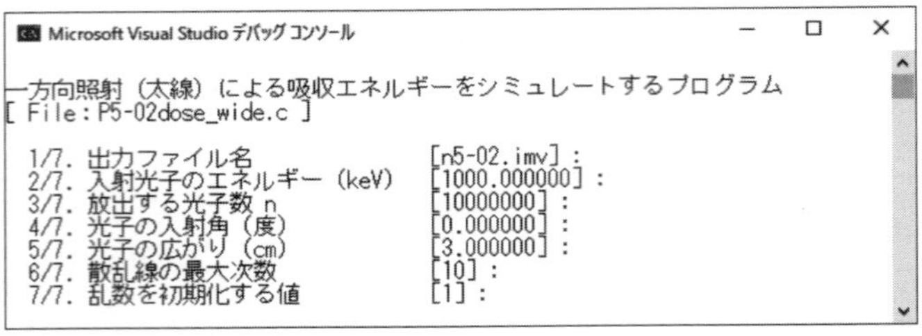

212　C 言語によるモンテカルロシミュレーションの基礎と画像再構成への応用

図 5-4　P5-02dose_wide.c を実行した画面

p5-02dose_wide.c【dose_wide 関数の一部】

```
// 光子発生の繰り返し（指定数に達したら終了）
for (n = 0; n < g_nn; n++)
{
        double  p[3] = { g_px, g_py, g_pz }; // 光子の位置（x, y, z 座標）
        double  u[3] = { 0, -1, 0 }; // 光子の単位方向ベクトル（x, y, z 成分）
        int     k = 0;       // 相互作用の種類
        double  d = 0;       // 自由行程長 (cm)
        double  t = 0;       // 被写体の端までの距離 (cm)
        double  E0 = g_eg;   // 入射エネルギー (keV)
        double  E1 = E0;     // 散乱エネルギー (keV)
        double  th = 0;      // 散乱角（θ）
        double  ph = 0;      // 方位角（φ）
        int     is;          // 散乱の次数

        // 線源の広がり
        p[0] = g_px + g_wd * (dxor128() - 0.5);  // x 座標
        p[2] = g_pz + g_wd * (dxor128() - 0.5);  // z 座標
```

線源は *xz* 平面に正方形で広がりを持たせるようにし，一辺を g_wd で指定する．g_px と g_pz の位置を中心として乱数で変化させている．プログラム P5-02dose_wide.c を実行した画面を**図 5-4** に示す．また，その実行結果の画像を**図 5-5** に示す．**図 5-5** の（a）〜（d）は，**図 5-3** と同様に表示している．ただし，いずれの画像でも最大値をそのまま表示している．（a）の画像では，入射位置から被写体内で光子が減弱していく様子も見られる．（b）〜（d）では，散乱による吸収線量の広がりも確認される．

5.3　多方向照射（太線）

　一定の強度で多方向からの照射を再現する．これは一方向からの照射を，角度を変えて実行し加算することにより実行する．方向数と角度は事前に設定する．以下に追加した部分のコードを示す．

第 5 章 吸収線量への応用　213

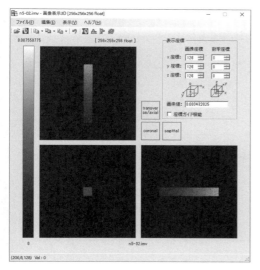

(a) 0度方向から照射

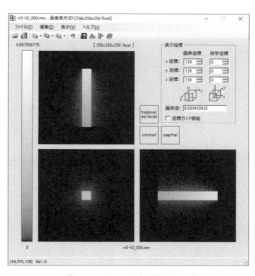

(b) グレーバーを対数調で表示

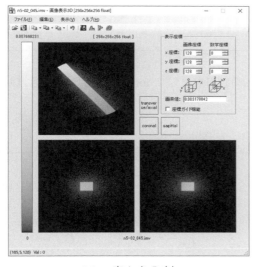

(c) 45度から入射

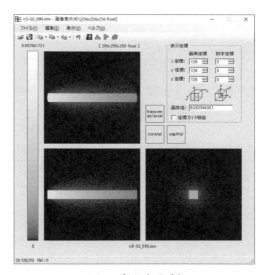

(d) 90度から入射

図 5-5　線源を広げて一方向から照射した結果

p5-03dose_multi.c【グローバル宣言の一部】

int   g_nth = 7;   // 線源の回転方向の数
double g_th[7] = { -120, -80, -40, 0, 40, 80, 120 }; // 線源の回転角（度）

線源の方向数と方向数に対応した回転角の配列をグローバルで宣言する．

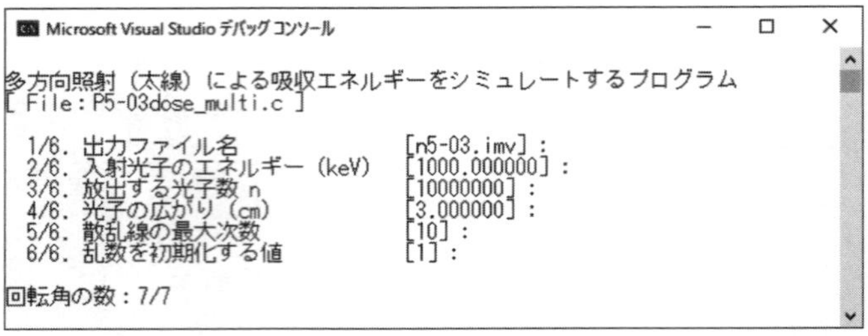

214　C言語によるモンテカルロシミュレーションの基礎と画像再構成への応用

```
Microsoft Visual Studio デバッグ コンソール                    －  □  ×

多方向照射（太線）による吸収エネルギーをシミュレートするプログラム
[ File:P5-03dose_multi.c ]

 1/6. 出力ファイル名              [n5-03.imv] :
 2/6. 入射光子のエネルギー（keV）  [1000.000000] :
 3/6. 放出する光子数 n            [10000000] :
 4/6. 光子の広がり（cm）          [3.000000] :
 5/6. 散乱線の最大次数            [10] :
 6/6. 乱数を初期化する値          [1] :

回転角の数：7/7
```

図 5-6　P5-03dose_multi.c を実行した画面

p5-03dose_multi.c【main 関数の一部】

```
// 多重散乱シミュレーション（角度指定）
for (i = 0; i < g_nth; i++) {
    fprintf(stderr, "¥r 回転角の数：%d/%d", i + 1, g_nth);
    dose_multi(g_th[i]);
}
fprintf(stderr, "¥n");
```

方向数だけ多重散乱のシミュレーションを繰り返す．回転角は引数にして dose_multi 関数に引き渡し，そこで回転角に応じた処理を行う．

p5-03dose_multi.c【dose_multi 関数の一部】

```
// *** 被写体内の吸収エネルギー（太線）***
// double deg; // 照射角度 ( 度 )
void dose_multi(double deg)
{
    int    i;
    int    n = 0; // 検出器のカウント数
    int*   nn;    // プライマリ，散乱次数ごとのカウント数
    double tm[6] = { g_tx0, g_ty0, g_ta, g_tb, -g_tz / 2, g_tz / 2 }; // 被写体の面（円筒）
    double th = deg * PI / 180; // 光子の入射角度
    double si = sin(th);
    double co = cos(th);
```

回転角（度）の引数からラジアンに変換して正弦と余弦を算出する．プログラム P5-03dose_multi.c を実行した画面を**図 5-6** に示す．また，その実行結果の画像を**図 5-7** に示す．**図 5-7**（a）は通常のグレーバーで表示している．各線源は楕円の中心に向けて照射しているので，中心部分の吸収線量が多くなっている．**図 5-7**（b）はグレーバーを対数調に変えてあるので，照射域周りの散乱の影響が可視化される．

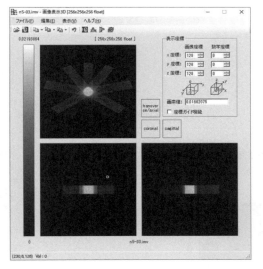 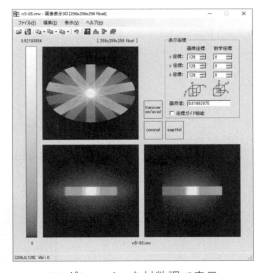

(a) 7方向から照射　　　　　　　　　　　(b) グレーバーを対数調で表示

図 5-7　7 方向から照射した結果

5.4　一方向強度変調照射

　前節までは一方向の照射強度を一様にしていたが，近年の放射線治療では強度変調放射線治療（IMRT：intensity modulated radiation therapy）や強度変調回転照射（VMAT：Volumetric Modulated Arc Therapy）のように強度を変調させて照射できるようになっている[1), 2)]．そこで，事前に強度を指定して照射することを考える．照射強度は事前に 0 〜 1 の数値で 2 次元画像として作成し，それを利用することにする．線源域を楕円とし，中心から外側に向かって照射強度を弱めるような照射強度の画像を作成するプログラムを以下に示す．

p5-04dose_ellipse.c【dose_ellipse 関数】

```
// 楕円の照射強度画像の作成
// float  *img; // 画像領域
// int    nx;   // 画像の幅
// int    ny;   // 画像の高さ
// double x0;   // 楕円中心の x 座標
// double y0;   // 楕円中心の y 座標
// double a;    // 楕円の長径（x 方向）
// double b;    // 楕円の短径（y 座標）
void dose_ellipse(float* img, int nx, int ny, double x0, double y0, double a, double b)
{
    int  i, j;

    for (i = 0; i < ny; i++) {
```

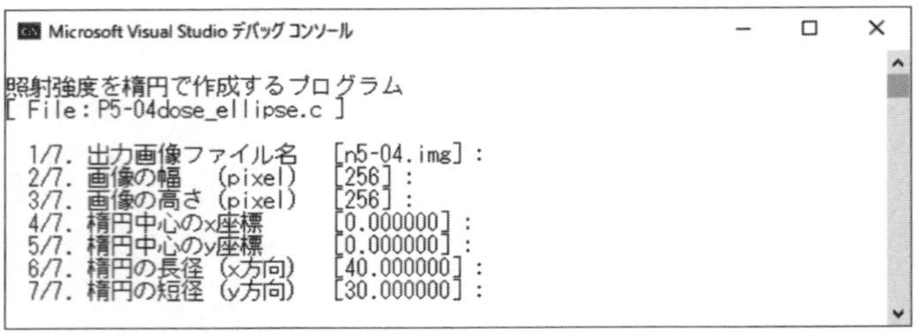

図 5-8　P5-04dose_ellipse.c を実行した画面

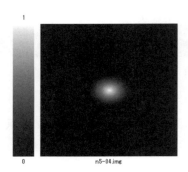

図 5-9　照射強度の画像

```
        double y = ny / 2 - i - y0;
        for (j = 0; j < nx; j++) {
            double x = j - nx / 2 - x0;
            double d = (x * x) / (a * a) + (y * y) / (b * b);
            if (d < 1) {
                double r = sqrt(x * x + y * y);
                if (r == 0) img[i * nx + j] = 1;
                else {
                    d = r / sqrt(d);
                    img[i * nx + j] = (float)((d - r) / d);
                }
            }
        }
    }
}
```

楕円中心からの距離 r に対して，楕円辺縁までの距離 d を算出して $d-r$ と d の比を画素値とする．楕円の外側に出た場合は除外する．プログラム P5-04dose_ellipse.c を実行した画面を図 5-8 に示す．また，その実行結果の照射強度の画像を図 5-9 に示す．この画像を用いて照射を行うプログラムを以下に示す．

第 5 章　吸収線量への応用　217

p5-05dose_molulate.c【main 関数】

```c
int main(void)
{
    int  i;

    getparameter();

    // 画像領域の確保（全カウント，プライマリ＋散乱線）
    g_imr = (float*)malloc((size_t)g_nx * g_nz * sizeof(float));
    g_img = (float*)malloc((size_t)g_nx * g_ny * g_nz * sizeof(float));

    // 画像領域の初期化
    for (i = 0; i < g_nx * g_ny * g_nz; i++)
        g_img[i] = 0;

    // 照射強度画像の入力
    read_data(g_f1, g_imr, g_nx * g_nz);

    // Φ (x) データの作成
    mkphi(g_WtPh, g_WtXm, g_WtFm, 45);

    // 乱数の初期化
    seed_xor128(g_sr);

    // 多重散乱シミュレーション（角度指定）
    dose_modulate(0);

    // エネルギー量の換算 (keV → mGy)
    for (i = 0; i < g_nx * g_ny * g_nz; i++)
        g_img[i] *= (float)(1.60218e-10 / (g_pl * g_pl * g_pl));

    // 被写体吸収エネルギー画像の出力
    write_data(g_f2, g_img, g_nx * g_ny * g_nz);

    // 画像領域の開放
    free(g_imr);
    free(g_img);

    return 0;
}
```

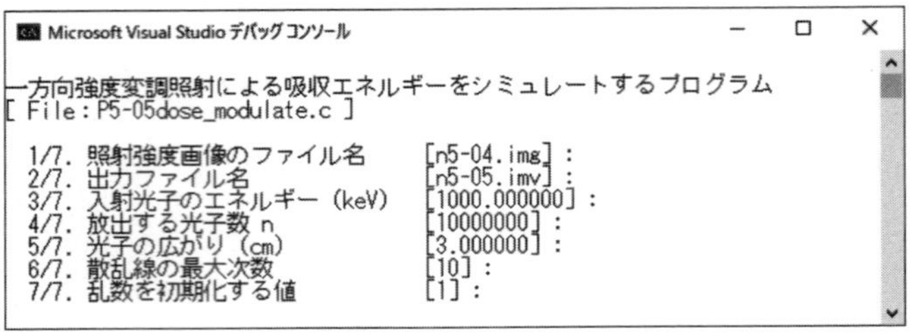

218　C言語によるモンテカルロシミュレーションの基礎と画像再構成への応用

図 5-10　P5-05dose_modulate.c を実行した画面

main 関数では，照射強度画像を入力し，dose_modulate 関数でシミュレーションする．引数は角度になっているが，ここでは 0 度に固定している．dose_modulate 関数内で線源位置を決定するアルゴリズムを以下に示す．

p5-05dose_molulate.c【dose_modulate 関数の一部】

```
// 線源位置の決定
while (1) {
    double x = g_nx * dxor128();
    double z = g_nz * dxor128();
    i = (int)z * g_nx + (int)x;
    if (g_imr[i] == 0) continue;
    if (g_imr[i] > dxor128()) {
        p[0] = g_px + (x - g_nx / 2) * g_pl; // x 座標
        p[2] = g_pz + (g_nx / 2 - z) * g_pl; // z 座標
        break;
    }
}
```

xz 面の線源位置をランダムに決めて，照射強度画像 g_imr の値が 0 の場合はもう一度やり直す．0 以外の場合は，照射強度の確率が入っているので，0〜1 の乱数を発生させ，照射強度が乱数より大きいときにその座標を採用する．それによって照射強度を線源位置に反映させる．プログラム P5-05dose_modulate.c を実行した画面を**図 5-10** に示す．また，その実行結果の照射強度の画像を**図 5-11** に示す．照射領域が楕円状になっている．

5.5　多方向強度変調照射

　照射強度画像を角度に応じて複数作成し，1 つの 3 次元画像にまとめる．角度に応じて照射強度を変化させて照射強度画像を作成するプログラムを以下に示す．

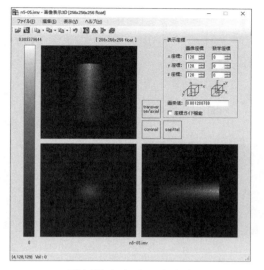
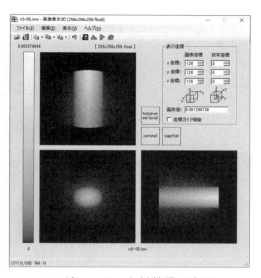

(a) 照射強度をそのまま表示　　　　　　　　　(b) グレーバーを対数調で表示

図 5-11　照射強度を変化させた結果

図 5-12　P5-06dose_ellipse2.c を実行した画面

p5-05dose_ellipse2.c【main 関数の一部】
```
// 楕円の照射強度画像の作成
for (i = 0; i < g_na; i++) {
    double x0 = g_x0 - 20 * sin(i * 2 * PI / g_na);
    dose_ellipse(g_img + i * g_nx * g_ny, g_nx, g_ny, x0, g_y0, g_a, g_b);
}
```

x 方向の中心座標を回転と共に正弦関数で変化させた．プログラム P5-06dose_ellipse2.c を実行した画面を図 5-12 に示す．また，その実行結果の照射強度の画像を図 5-13 に示す．左下の coronal 画像を見ると角度に応じて正弦曲線を描いている．この画像を用いて照射を行うプログラムを以下に示す．

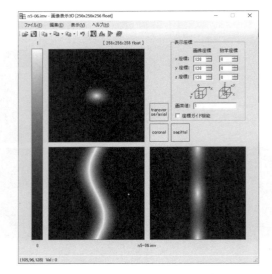

図 5-13　角度ごとに変化させた照射強度の画像

p5-06dose_modulate2.c【main 関数の一部】

```
// 多重散乱シミュレーション（角度指定）
for (i = 0; i < g_na; i++) {
    fprintf(stderr, "¥r 回転角の数：%d/%d", i + 1, g_na);
    dose_modulate2(g_imr + i * g_nx * g_nz, 2 * PI * i / g_na);
}
fprintf(stderr, "¥n");
```

照射強度画像と角度（radian）を引数とした dose_modulate2 関数で繰り返し処理を行う．dose_modulate2 関数の線源位置の決定までのコードを以下に示す．

p5-06dose_modulate2.c【dose_modulate2 関数の一部】

```
// *** 被写体内の吸収エネルギー（強度変調）***
// float *imr; // 照射強度画像
// double th;  // 照射角度 (radian)
void dose_modulate2(float* imr, double th)
{
    int    i;
    int    n = 0; // 検出器のカウント数
    int*   nn;    // プライマリ，散乱次数ごとのカウント数
    double tm[6] = { g_tx0, g_ty0, g_ta, g_tb, -g_tz / 2, g_tz / 2 }; // 被写体の面（円筒）
    double si = sin(th);
    double co = cos(th);
    double mu;    // 線減弱係数（断面積の合計）
```

```
double  dpe;   // 光電効果の断面積（吸収）
double  dsc;   // 干渉性散乱の断面積
double  dsi;   // 非干渉性散乱の断面積

// カウント数配列のメモリ確保と初期化
nn = (int*)malloc((size_t)((g_so + 1) * sizeof(int)));
for (i = 0; i <= g_so; i++)
    nn[i] = 0;

// 光子発生の繰り返し（指定数に達したら終了）
for (n = 0; n < g_nn; n++)
{
    double  p[3] = { g_px, g_py, g_pz };  // 光子の位置（x, y, z 座標）
    double  u[3] = { 0, -1, 0 };  // 光子の単位方向ベクトル（x, y, z 成分）
    int     k = 0;     // 相互作用の種類
    double  d = 0;     // 自由行程長 (cm)
    double  t = 0;     // 被写体の端までの距離 (cm)
    double  E0 = g_eg;  // 入射エネルギー (keV)
    double  E1 = E0;    // 散乱エネルギー (keV)
    double  th = 0;    // 散乱角（θ）
    double  ph = 0;    // 方位角（φ）
    int     is;        // 散乱の次数

    // 線源位置の決定
    while (1) {
        double x = g_nx * dxor128();
        double z = g_nz * dxor128();
        i = (int)z * g_nx + (int)x;
        if (imr[i] == 0) continue;
        if (imr[i] > dxor128()) {
            p[0] = g_px + (x - g_nx / 2) * g_pl; // x 座標
            p[2] = g_pz + (g_nx / 2 - z) * g_pl; // z 座標
            break;
        }
    }
```

照射角度の引数は radian なのでそのまま正弦）（sin）と余弦（cos）を計算している．線源位置の決定の際に，グローバル配列 g_imr は引数であるローカル配列 imr に変更する．プログラム P5-07dose_modulate2.c を実行した画面を図 5-14 に示す．角度方向が多いと時間がかかるので，角度数を 16 にして実行している．その際，P5-06dose_ellipse2.c においても角度数を 16 で作成しておく．その実行結果の吸収線量の画像を図 5-15 に示す．照射強度画像を作成する際に，x 方向に正弦関数でずらしたので，

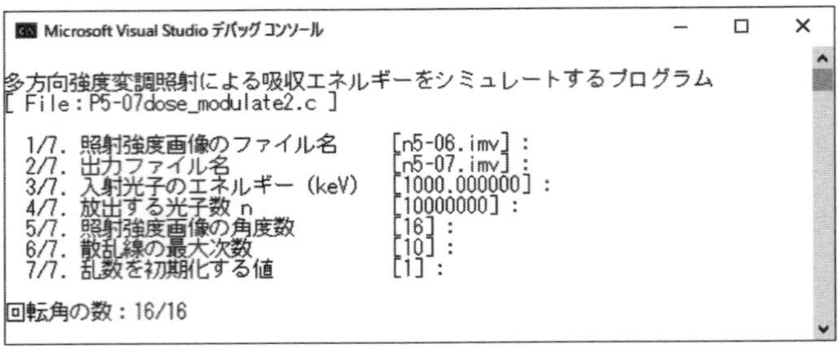

図 5-14　P5-07dose_modulate2.c を実行した画面

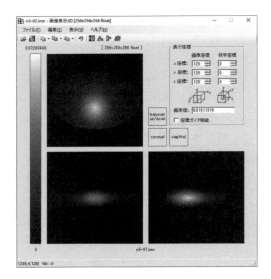

図 5-15　多方向から強度変調照射した吸収線量の画像

吸収線量の集積が y 軸において下方向にずれる．

5.6　投影を利用した強度変調推定

　VMAT による治療計画では，線量分布を作成してから照射強度を決める．その際，投影と画像再構成の原理が利用できるが，FBP 法によるフィルタ処理後の投影データにはマイナスが含まれる．照射にはマイナスが利用できないので，完全な線量分布の再現は困難である．しかし，低線量領域を許容することで照射強度を決定している．この節では，単純な楕円体で線量分布領域を決定する．その投影データに再構成フィルタを軽めに掛けて照射強度を決める．マイナスが出た場合は照射強度を 0 とする．
　まずは，線量分布用の楕円体を作成するプログラムを以下に示す．

p5-08dose_ellipsoid.c 【dose_ellipsoid 関数】

```
// 楕円体画像の作成
// float *img; // 画像領域
```

```
// int    nx;  // 画像の幅
// int    ny;  // 画像の高さ
// int    nz;  // 画像の奥行
// double  x0;  // 楕円体中心の x 座標
// double  y0;  // 楕円体中心の y 座標
// double  z0;  // 楕円体中心の z 座標
// double  a;   // 楕円体の径（x 方向）
// double  b;   // 楕円体の径（y 方向）
// double  c;   // 楕円体の径（z 方向）
void dose_ellipsoid(float* img, int nx, int ny, int nz, double x0, double y0, double z0, double a, double
b, double c)
{
    int  i, j, k, ii, jj, kk;
    int  n = 4;  // アンチエイリアシング

    for (i = 0; i < nz; i++) {
        double z = nz / 2 - i - z0;
        for (j = 0; j < ny; j++) {
            double y = ny / 2 - j - y0;
            for (k = 0; k < nx; k++) {
                double x = k - nx / 2 - x0;
                for (ii = 0; ii < n; ii++) {
                    double zz = z + (2 * ii - n + 1) / (double)(2 * n);
                    for (jj = 0; jj < n; jj++) {
                        double yy = y + (2 * jj - n + 1) / (double)(2 * n);
                        for (kk = 0; kk < n; kk++) {
                            double xx = x + (2 * kk - n + 1) / (double)(2 * n);
                            double d = (xx * xx) / (a * a) + (yy * yy) / (b * b) + (zz * zz)
                            / (c * c);
                            if (d <= 1)
                                img[i * nx * ny + j * nx + k] += 1;
                        }
                    }
                }
                img[i * nx * ny + j * nx + k] /= (n * n * n);
            }
        }
    }
}
```

楕円体の式は以下のようになる.

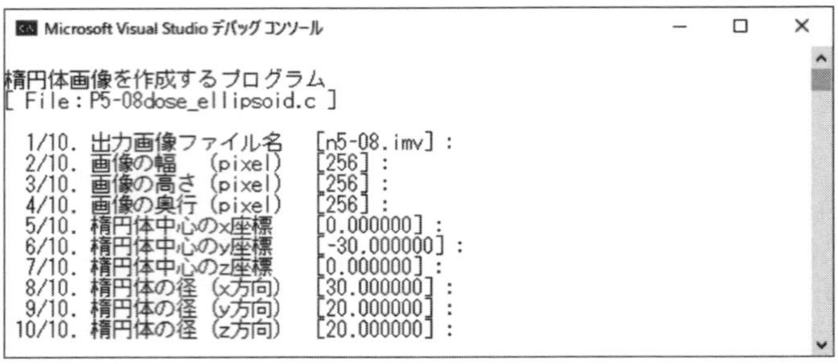

図 5-16　P5-08dose_ellipsoid.c を実行した画面

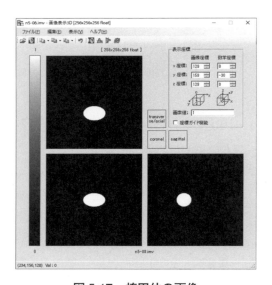

図 5-17　楕円体の画像
（中心位置を y 方向に -30 ずらして表示している）

$$\frac{x^2}{a^2} + \frac{y^2}{b^2} + \frac{z^2}{c^2} \leq 1 \tag{5-2}$$

この式をもとにして作成する．中心の移動は数学座標への変換のところに含める．楕円体の内部の値は 1 とする．また，画像を滑らかに作成するためにアンチエイリアシングを行っている．プログラム P5-08dose_ellipsoid.c を実行した画面を図 5-16 に示す．また，その実行結果の楕円体画像を図 5-17 に示す．y 軸方向に -30 ずらしたところに配置している．

次に 3 次元画像から 2 次元の投影データを作成するプログラムを以下に示す．

p5-09dose_projection3d.c【projection3d 関数】

```
// *** 3次元画像から投影データを作成する関数 ***
// float* prj;  // 投影データ
// int    px;   // 投影の幅　(x)
// int    pz;   // 投影の高さ (z)
```

第 5 章　吸収線量への応用　225

```c
// int     pa;   // 投影数
// float*  img;  // 画像領域
// int     nx;   // 画像の幅
// int     ny;   // 画像の高さ
// int     nz;   // 画像の奥行
void projection3d(float* prj, int px, int pz, int pa, float* img, int nx, int ny, int nz)
{
    int     i, j, k, ix, iz;
    double  th, si, co, sia, coa, a, b, h, x, y, x0;
    double  a0, a1, a2, L;

    for (i = 0; i < pa; i++) {
        fprintf(stderr, "\rProjection [%d/%d]" , i + 1, pa);
        th = 2 * PI * i / pa;
        si = sin(th);
        co = cos(th);
        sia = fabs(si);
        coa = fabs(co);
        a = fabs(coa - sia) / 2;
        b = (coa + sia) / 2;
        h = coa > sia ? 1 / coa : 1 / sia;
        for (j = 0; j < ny; j++) {
            y = ny / 2 - j;
            for (k = 0; k < nx; k++) {
                x = k - nx / 2;
                x0 = x * co + y * si + px / 2;
                ix = (int)floor(x0 + 0.5);
                if (ix < 1 || ix > px - 2) continue;
                L = ix + 0.5 - x0; // 右側の検出器
                if (L <= a)    a2 = (a - L) * h + (b - a) * h / 2; // case 1
                else if (L < b) a2 = (b - L) * (b - L) * h / (2 * (b - a)); // case 2
                else           a2 = 0; // case 3
                L = 1 - L; // 左側の検出器
                if (L <= a)    a0 = (a - L) * h + (b - a) * h / 2; // case 1
                else if (L < b) a0 = (b - L) * (b - L) * h / (2 * (b - a)); // case 2
                else           a0 = 0; // case 3
                a1 = 1 - a0 - a2; // 中央の検出器
                for (iz = 0; iz < nz; iz++) { // pz=nz とする
                    prj[i * px * pz + iz * px + ix - 1] += img[iz * nx * ny + j * nx + k] * (float)a0;
                    prj[i * px * pz + iz * px + ix    ] += img[iz * nx * ny + j * nx + k] * (float)a1;
                    prj[i * px * pz + iz * px + ix + 1] += img[iz * nx * ny + j * nx + k] * (float)a2;
```

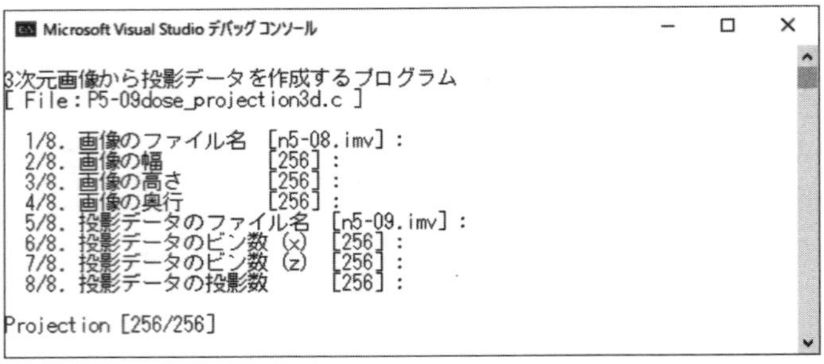

図 5-18　P5-09dose_projection3d.c を実行した画面

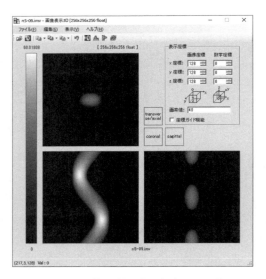

図 5-19　楕円体の投影データ画像

```
            }
          }
        }
      }
      fprintf(stderr, "¥n" );
    }
```

投影は検出確率 C_{ij} を求めたコードと同様に画素の面積投影を利用する．z 軸方向のスライスごとに 2 次元投影を作成するので，最後に z 軸方向の繰り返しを用いてまとめて計算している．プログラム P5-09dose_projection3d.c を実行した画面を図 5-18 に示す．また，その実行結果の投影データ画像を図 5-19 に示す．

さらに，投影データに再構成フィルタを掛ける．フィルタ処理を以下に示す．

p5-10dose_filter.c 【filter 関数】

```c
// *** フィルタリング（Ramp+ ハミング）***
// float *prj; // 周波数空間投影データ
// int    px;  // 投影データのビン数 (x)
// int    pz;  // 投影データのビン数 (z)
void filter(float* prj, int px, int pz)
{
    int    i, j;
    double  h0 = 0.25;

    // フィルタの原点 h0 の計算
    for (i = 1; i < px / 2; i += 2)
        h0 -= 2.0 / (PI * PI * i * i);

    for (i = 0; i < pz; i++) {
        // フィルタリング（Ramp フィルタ）
        for (j = 0; j < px; j++) {
            double x = j - px / 2;
            double h = fabs(PI * x / px);  // | ρ | のフィルタ
            if (h == 0.0)  h = PI * h0;    // 原点の値
            prj[i * px + j] *= (float)h;
        }
        // ウィンドウ処理（ハミング窓）
        for (j = 0; j < px; j++) {
            double x = j - px / 2;
            double h = 0.46 * cos(x * 2 * PI / px) + 0.54;
            prj[i * px + j] *= (float)h;
        }
    }
}
```

再構成の Ramp フィルタに加えてハミング窓関数を掛けている．ハミング窓関数は平滑化の効果があるので，Ramp フィルタによる高周波成分の強調を抑える役割がある．フィルタ処理の工程を以下に示す．

p5-10dose_filter.c 【dose_filter 関数】

```c
// *** フィルタ補正 ***
// float  *prj; // 投影データ
// int     px;  // 投影データのビン数 (x)
// int     pz;  // 投影データのビン数 (z)
// int     pa;  // 投影データの投影数
```

228　C言語によるモンテカルロシミュレーションの基礎と画像再構成への応用

```c
void dose_filter(float* prj, int px, int pz, int pa)
{
    int  i;
    float  mx;
    float* pri;  // 投影データの虚部

    // 画像領域の確保と初期化
    pri = (float*)malloc((size_t)g_px * g_pz * g_pa * sizeof(float));
    for (i = 0; i < g_px * g_pz * g_pa; i++)
        pri[i] = 0;

    for (i = 0; i < pa; i++) { // 角度方向は繰り返し
        float* pre = prj + i * px * pz;
        float* pim = pri + i * px * pz;

        // 1次元フーリエ変換
        fft1d(1, pre, pim, px, pz);

        // フィルタリング
        filter(pre, px, pz);
        filter(pim, px, pz);

        // 1次元フーリエ逆変換
        fft1d(-1, pre, pim, px, pz);
    }

    // 負値を0にする
    for (i = 0; i < px * pz * pa; i++)
        if (prj[i] < 0) prj[i] = 0;

    // 最大値で規格化（0～1の値にする）
    mx = prj[0];
    for (i = 1; i < px * pz * pa; i++)
        if (prj[i] > mx) mx = prj[i];
    for (i = 0; i < px * pz * pa; i++)
        prj[i] /= mx;

    free(pri);
}
```

1次元フーリエ変換を行ってフィルタ処理をする．フィルタ後に負値は0にし，最大値で規格化する．

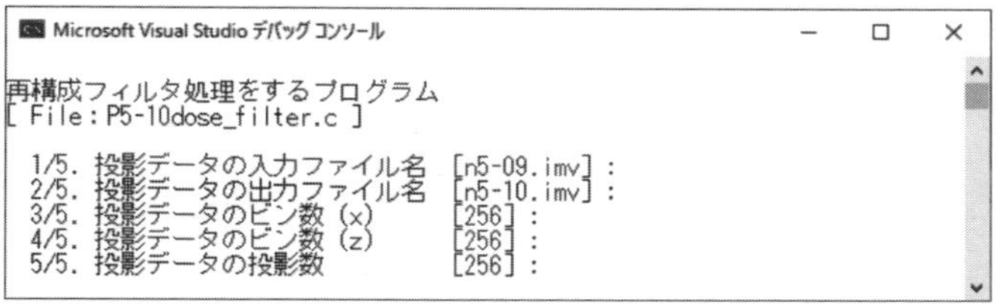

図 5-20　P5-10dose_filter.c を実行した画面

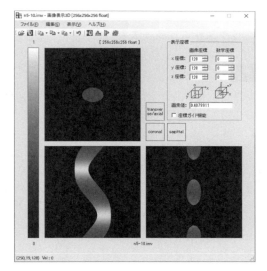

図 5-21　フィルタ処理をした投影データ画像

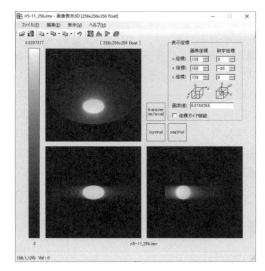

図 5-22　フィルタ処理をした投影データを利用した吸収線量画像

プログラム P5-10dose_filter.c を実行した画面を図 5-20 に示す．また，その実行結果の投影データ画像を図 5-21 に示す．この画像を照射強度画像としてプログラム P5-07dose_modulate2.c を実行する．その実行結果の吸収線量の画像を図 5-22 に示す．楕円体の内部はほぼ一様な吸収線量になっている．しかし，楕円体の周りには低い線量分布が広がっている．実際には，吸収線量を一様に高くしたい領域が複雑な形をしていたり，吸収線量を 0 に近づけたい場所などが指定されていたりなど条件が複雑になる．その場合は逐次近似的な方法などを使って照射強度画像を作成している．

参考文献

1) Bortfeld T. IMRT: a review and preview. Physics in Medicine & Biology, 51 (13), R363, 2006.
2) Wolff D, Stieler F, Welzel G, et al. Volumetric modulated arc therapy (VMAT) vs. serial tomotherapy, step-and-shoot IMRT and 3D-conformal RT for treatment of prostate cancer. Radiotherapy and oncology, 93 (2), 226-233, 2009.

INDEX

あ

アスキーコード ——————— 22
一方向強度変調照射 ——————— 215
一方向照射 ——————— 209，210

か

画像の座標系 ——————— 26，33
干渉性散乱 ——————— 5，62
棄却法 ——————— 46
グローバル宣言 ——————— 20
減弱補正 ——————— 146
検出確率 ——————— 190
合成棄却法 ——————— 48
光電効果 ——————— 5，58
後補正法 ——————— 151
コンプトン散乱 ——————— 6，66

さ

細線 ——————— 209
3次元画像の幅・高さ・奥行と座標 ——————— 31
散乱角 θ ——————— 77
自由行程長 ——————— 53
数学の座標系 ——————— 26，33
前補正法 ——————— 148

た

大数の法則 ——————— 3
多方向強度変調照射 ——————— 218
多方向照射 ——————— 212
中央断面定理 ——————— 128
中心極限定理 ——————— 3
直接法 ——————— 41
電子対生成 ——————— 7
投影切断面定理 ——————— 128
投影と逆投影 ——————— 193
投影を利用した強度変調推定 ——————— 222
特性X線 ——————— 58

は

バタワースフィルタ ——————— 144
非干渉性散乱 ——————— 6，66
微分断面積 ——————— 66
太線 ——————— 210
プロトタイプ宣言 ——————— 21
方位角 ϕ ——————— 77
ボックス＝ミュラー法 ——————— 43

れ

レイリー散乱 ——————— 5，62

INDEX

A
atomic form factor ——————— 101

C
Chang 法 ——————————— 152
CIS 法 ——————————————— 196
constant increment scheme 法 —— 196

D
DEWS 法————————————— 156
dxor128 関数———————————— 18

E
EGS ———————————————— 8
erf 関数 —————————————— 41
ESSE 法 ——————————————— 178

F
FDR ———————————————— 182
frequency distance relationship——— 182

G
GEANT4———————————————— 8

I
incoherent scattering function ——— 66

K
K_{α}線 —————————————— 58
K_{β}線 —————————————— 58

M
malloc 関数 ————————————— 23
ML-EM 法 —————————————— 189
momentum transfer ——————— 101

O
OSEM 法———————————————— 196

P
PHITS ——————————————————— 8

R
Radon 変換 —————————————— 125
rand 関数 —————————————— 11

S
seed_xor128 関数——————————— 18
SIMIND ——————————————————— 8
Sorenson 法 ————————————— 148
srand 関数 —————————————— 13

T
TDCS 法 ——————————————— 165
TEW 法 ——————————————— 160

U
ULONG_MAX ————————————— 17

X
Xorshift 法 —————————————— 15

著者略歴

■ **橋本 雄幸**（はしもと たけゆき）

1994 年　筑波大学大学院工学研究科博士課程修了
1994 年　横浜創英短期大学情報処理学科　専任講師
1999 年　同　助教授
2004 年　横浜創英短期大学情報学科助教授
2008 年　同　教授
2012 年　横浜創英大学こども教育学部教授
2016 年　杏林大学保健学部診療放射線技術学科教授

博士（工学）

【研究領域】コンピュータトモグラフィを用いた生体機能および材料の非破壊解析

【主な著書】C 言語による画像再構成の基礎（共著，医療科学社，2006），SPECT 画像再構成の基礎（共著，医療科学社，2006），MRI 画像再構成の基礎（共著，医療科学社，2007），Excel による画像再構成入門（共著，医療科学社，2007），核医学画像処理（分筆，日本核医学技術学会，2010），医用画像位置合わせの基礎（共著，医療科学社，2011），MRI とフーリエ変換（共著，医療科学社，2012），コーンビーム CT 画像再構成の基礎（共著，医療科学社，2013），C 言語による画像再構成入門－フーリエ変換の基礎と応用（共著，医療科学社，2014），C 言語による画像再構成入門－トモシンセシスから 3 次元ラドン逆変換まで（共著，医療科学社，2014），圧縮センシング MRI の基礎（共著，医療科学社，2016），Excel による医用画像処理入門（共著，医療科学社，2017），逐次近似 CT 画像再構成の基礎（共著，医療科学社，2019），実践！医用画像情報学　基礎から実験・演習まで（編集・分筆，メジカルビュー社，2019），Python による画像再構成と深層学習の基礎（共著，医療科学社，2023）

著者略歴　233

■ 篠原　広行（しのはら　ひろゆき）

1978 年	東京都立大学大学院理学研究科博士課程修了
1978 年	昭和大学藤が丘病院放射線科
1985 年	同　講師
1995 年	同　助教授
2000 年	東京都立保健科学大学教授
2005 年	首都大学東京教授
2007 年	昭和大学医学部客員教授
2012 年	東京都立大学名誉教授

　　　　理学博士　医学博士　第 1 種放射線取扱主任者　第 1 種作業環境測定士

【研究領域】コンピュータトモグラフィを用いた生体機能解析

【主な著書】SPECT 機能画像（分筆，メジカルビュー社，1998），最新臨床核医学（分筆，金原出版，1999），SPECT 画像技術の基礎（分筆，日本放射線技術学会，2001），核医学検査技術学（分筆，オーム社，2002），核医学画像処理（分筆，日本核医学技術学会，2010），新核医学技術総論［技術編］（日本核医学技術学会，2020），MRI 応用自在（分筆，メジカルビュー社，2021）

［画像再構成シリーズ］

C言語による
モンテカルロシミュレーションの
基礎と画像再構成への応用

価格はカバーに
表示してあります

2024 年 11 月 11 日　第一版 第 1 刷 発行

著　者　　橋本　雄幸・篠原　広行 ©
発行人　　古屋敷　桂子
発行所　　株式会社 医療科学社
　　　　　〒 113-0033　東京都文京区本郷 3 － 11 － 9
　　　　　TEL 03（3818）9821　　FAX 03（3818）9371
　　　　　ホームページ　http://www.iryokagaku.co.jp
　　　　　郵便振替　00170-7-656570

ISBN978-4-86003-157-2　　　　　　　　（乱丁・落丁はお取り替えいたします）

本書の複製権・翻訳権・上映権・譲渡権・公衆送信権（送信可能化権を
含む）は（株）医療科学社が保有します。

JCOPY ＜出版者著作権管理機構 委託出版物＞
本書の無断複製は著作権法上での例外を除き，禁じられています。
複製される場合は，そのつど事前に出版者著作権管理機構
（電話 03-5244-5088，FAX 03-5244-5089，e-mail: info@jcopy.or.jp）の
許諾を得てください。

[画像再構成シリーズ]
Pythonによる画像再構成と深層学習の基礎

著者 堀 拳輔・橋本 雄幸・篠原 広行

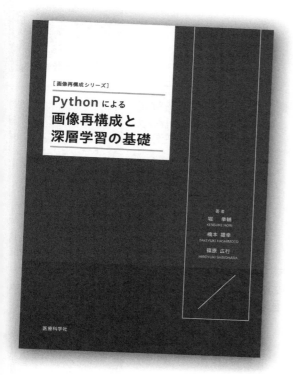

Pythonで学ぶ、医用画像再構成から深層学習まで。Pythonで医用画像処理、画像再構成、深層学習を体験したい方に、基礎から丁寧に解説した。Pythonによる画像再構成の実験は、付録の「画像処理・表示ツール Display Ver.075」でも実験できる。深層学習のひとつであるDeepImage Prior（DIP）は、膨大な教師画像を必要とせず、1枚の入力画像から、雑音除去、超解像、画像修復などが可能であり、本書はDIPの解説と雑音除去、超解像の実験例を提示している。

主要目次
第1章　Pythonの基礎
第2章　ディジタル画像の作成
第3章　ディジタル画像処理の基礎
第4章　ディジタル画像処理の応用
第5章　画像再構成への適用
第6章　Deep image prior（DIP）による画像処理
第7章　Deep image prior（DIP）の画像再構成法への応用

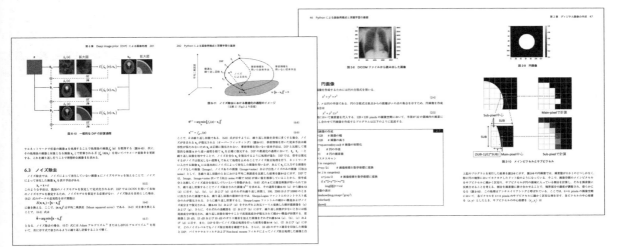

●B5判　332頁　●本体 4,300円（税別）　●ISBN978-4-86003-143-5　●2023年4月刊

IK 医療科学社
〒113-0033　東京都文京区本郷3-11-9　TEL 03 (3818) 9821　FAX 03 (3818) 9371
ホームページ　http://www.iryokagaku.co.jp　郵便振替　00170-7-656570
本書のお求めはWEB書店、最寄りの書店にお申し込みください。

[画像再構成シリーズ]　好評発売中！

■ Python による画像再
構成と深層学習の基礎

著者：
堀　拳輔・橋本 雄幸
篠原 広行

B5 判・332 頁
定価（4,300 円＋税）
ISBN978-4-86003-143-5

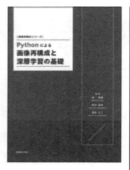

■ 逐次近似 CT
画像再構成の基礎

著者：
篠原 広行・橋本 雄幸

B5 判・268 頁
定価（3,800 円＋税）
ISBN978-4-86003-104-6

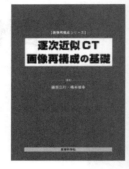

■ 圧縮センシング MRI の
基礎

著者：
篠原 広行・橋本 雄幸

B5 判・208 頁
定価（3,800 円＋税）
ISBN978-4-86003-479-5

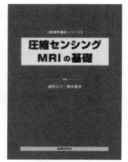

■ C 言語による画像再構
成入門 − トモシンセシス
から 3 次元ラドン逆変換
まで

著者：
篠原 広行・梶原 宏則
中世古 和真・橘 篤志
橋本 雄幸

B5 判・240 頁
定価（3,800 円＋税）
ISBN978-4-86003-451-1

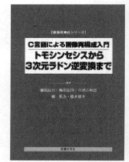

■ 逐次近似画像再構成の
基礎

著者：
篠原 広行・中世古 和真
坂口 和也・橋本 雄幸

B5 判・248 頁
定価（3,800 円＋税）
ISBN978-4-86003-439-9

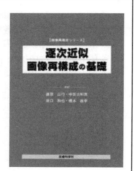

■ コーンビーム CT
画像再構成の基礎

著者：
篠原 広行・中世古 和真
陳 欣胤・坂口 和也
橋本 雄幸

B5 判・232 頁
定価（3,800 円＋税）
ISBN978-4-86003-433-7

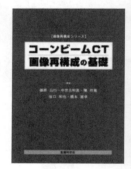

■ Excel による
画像再構成入門

著者：
篠原 広行・坂口 和也
橋本 雄幸

B5 判・136 頁
定価（2,500 円＋税）
ISBN978-4-86003-373-6

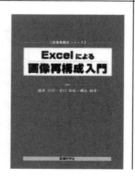

■ C 言語による
画像再構成の基礎

著者：
橋本 雄幸・篠原 広行

B5 判・310 頁
定価（4,300 円＋税）
ISBN978-4-86003-370-5

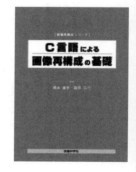

iK 医療科学社

〒113-0033　東京都文京区本郷 3 − 11 − 9　TEL 03 (3818) 9821　FAX 03 (3818) 9371
ホームページ　http://www.iryokagaku.co.jp　郵便振替　00170-7-656570
本書のお求めは WEB 書店、最寄りの書店にお申し込みください。